速效手疗图典

SuXiao ShouLiao TuDian

基础知识／手诊全貌／神经反射／手疗方法
了解病症／寻找病源／穴位疗法／防病治病

朱文增／编著

U0284946

浙江出版联合集团

浙江科学技术出版社

图书在版编目（CIP）数据

速效手疗图典 /朱文增编著. —杭州：浙江
科学技术出版社，2015.4
（家庭速效自疗大全）
ISBN 978-7-5341-4435-6

Ⅰ.①速… Ⅱ.①朱… Ⅲ.①手—按摩疗法（中医）
—图解 Ⅳ.①R244.1-64

中国版本图书馆 CIP 数据核字（2012）第 035415 号

丛 书 名 家庭速效自疗大全
书 名 速效手疗图典
编 著 朱文增

出版发行 **浙江科学技术出版社**
杭州市体育场路 347 号 邮政编码：310006
办公室电话：0571-85176593
销售部电话：0571-85176040
网址：www.zkpress.com
E-mail：zkpress@zkpress.com

排 版 北京天马同德图书有限公司
印 刷 北京建泰印刷有限公司

开 本 710×1000 1/16 印 张 18
字 数 280 千字
版 次 2015 年 4 月第 1 版 2015 年 4 月第 1 次印刷
书 号 ISBN 978-7-5341-4435-6 定 价 24.80 元

责任编辑 王 群 李骁睿 **责任美编** 秋 实
责任校对 胡 水 **责任印务** 崔文红

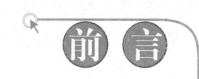

前言
FOREWORD

　　手诊是通过观察手掌的形态、色泽变化、纹线改变以及指甲、腕部的各种变化来辅助临床诊断疾病的一种简易而有效的方法。中医手诊在我国有着悠久的历史，是我国历代医家几千年来诊断疾病的宝贵经验的积累，《黄帝内经·灵枢·本脏》中记载："有诸于内，必行于外"，"视其外应，以知其内脏，则知其病矣"。说明古代医家早已知道人体的局部和整体具有辨证统一的关系，即身体每一个局部都与全身的脏腑、经络密切相关，因此诊病时，通过手掌就可以了解人的健康状况。

　　中国传统医学认为，手是阴阳经脉气血交合联络的部位，经络系统中十二正经与手相关的有手三阴经和手三阳经，这些经脉与全身脏腑相应，气血相通，当脏腑、气血发生病变时就会从手的形态、色泽、脉络等变化反映出来。手是人体全身脏腑器官的完整缩影，《灵枢·经脉篇》记载："胃中寒，手鱼之络青矣；胃中有热，鱼际络赤；其暴黑者，留久痹也。"此外，手部还有大片的病理反射区，对这些反射区进行刺激可治疗近百种疾病。

　　手诊方法十分简单，只需运用视觉和触觉，对手掌上的征象进行有规律的观察，便可知晓人的健康状况，简便易行、判断准确，是自我诊查最好的方法。此外，手诊还能预测疾病，具有早发现、早治疗的重大意义，且不受人种或肤色的局限，不受美容化妆的影响，不受情绪控制，在保健意识普遍提高的今天，手诊正受到越来越多的人们的青睐。

　　我们可以通过手掌预测疾病，也可以通过手疗来治疗许多疾病，例如：

按摩手心有助于改善心肺血液循环，防止动脉硬化；按摩大小鱼际能预防便秘和痔疮；按摩中指可预防心脑血管疾病；揉搓食指可以调节消化系统功能等。

　　本书首先介绍了手诊的基础知识，内容详尽且通俗易懂，为广大读者客观了解手诊全貌提供了方便。其次，书中还详细地讲解了手上大大小小的反射区及经穴，最后，整理了大量疾病的手疗法和穴位疗法，让读者可以学到简便实用的治病技巧，提高自我防病治病能力。本书内容丰富，知识系统性强，易学好懂，适合各种年龄段的人使用。

　　希望本书可以为您的健康添砖加瓦，也希望能有更多人走近手诊手疗，远离疾病，衷心祝愿您健康、平安！

编　者

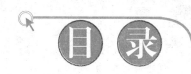

目　录

上篇　走近手诊手疗
揭开掌纹医学的秘密

第一章　初识手诊，学习掌纹医学

一、了解手诊的理论依据 …………………………………… 003

什么是手诊 ……………………………………………… 003

手诊的发展简史 ………………………………………… 004

手诊的特点 ……………………………………………… 005

手诊的优势 ……………………………………………… 005

了解手掌皮肤的生理特征 ……………………………… 006

手诊的中医学理论依据 ………………………………… 008

二、从手掌里能看到什么 …………………………………… 010

手诊前应做好的准备 …………………………………… 010

从伸手姿势推测对方性格 ……………………………… 010

观手形知人体阴阳盛衰 ………………………………… 013

观掌形知健康状况 ……………………………………… 014

观掌色知病情轻重 ……………………………………… 016

手掌大小、胖瘦与健康的关系 ………………………… 018

手掌软硬的临床含义 …………………………………… 018

手掌（指）的温湿变化对于诊断病症的意义 ………… 019

手上青筋的含义 ………………………………………… 020

望诊手指形态 …………………………………………… 021

从五指看健康状况 …………………………………………… 023

手指局部形色变化所对应的病症 …………………………… 029

指甲诊病的基础 ……………………………………………… 030

指甲与健康的关系 …………………………………………… 030

如何通过指甲诊病 …………………………………………… 032

从指甲外形看身体状况 ……………………………………… 036

观指甲色诊病 ………………………………………………… 039

指甲横纹与纵纹代表的意思 ………………………………… 043

指甲斑点与健康 ……………………………………………… 045

指甲厚度与健康 ……………………………………………… 046

观察指甲半月诊断疾病 ……………………………………… 046

各指甲半月的含义 …………………………………………… 047

第二章　掌纹诊病，深藏在脉络里的学问

一、掌丘中透露的疾病 ……………………………………… 049

掌丘的定义与分类 …………………………………………… 049

第一火星丘 …………………………………………………… 050

金星丘 ………………………………………………………… 051

木星丘 ………………………………………………………… 052

土星丘 ………………………………………………………… 053

太阳丘 ………………………………………………………… 054

水星丘 ………………………………………………………… 055

第二火星丘 …………………………………………………… 056

月　丘 ………………………………………………………… 057

地　丘 ………………………………………………………… 058

火星平原 ……………………………………………………… 059

二、掌纹中透露的疾病 ……………………………………… 060

看生命线知生命力之强弱 …………………………………… 060

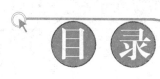

看感情线知控制情绪的能力 …………………… 064

智慧线显示智力水平 …………………… 067

健康线显示不健康 …………………… 070

事业线知命运盛衰 …………………… 072

干扰线阻碍疾病的恢复 …………………… 074

过敏线测过敏性体质 …………………… 075

悉尼线知肿瘤体质 …………………… 076

性线测泌尿生殖系统疾病 …………………… 078

放纵线测性生活 …………………… 079

异性线知房事过频 …………………… 081

肝病线知肝功能 …………………… 082

通掌纹测肝胆疾病 …………………… 083

变异线显示疾病变化 …………………… 084

美术线显示艺术气质 …………………… 085

土星环纹测肝眼疾病 …………………… 085

孔子目纹了解智力 …………………… 086

佛眼纹测智慧 …………………… 087

观指节纹可知大脑发育状况 …………………… 087

口才线测应变能力 …………………… 088

颈椎线显示颈椎疾病 …………………… 088

胚芽纹知气血双亏 …………………… 089

腕横线知生育能力 …………………… 089

掌上细纹代表的含义 …………………… 090

第三章　手疗探源，寻找治疗疾病的"大药"

一、认识手部反射区

一、认识手部反射区 …………………… 096

大脑反射区 …………………… 096

小脑、脑干反射区 …………………… 097

额窦反射区 …………………………… 098

眼反射区 ……………………………… 098

耳反射区 ……………………………… 099

喉、气管反射区 ……………………… 100

舌、口腔反射区 ……………………… 100

鼻反射区 ……………………………… 101

上、下颌反射区 ……………………… 101

颈项反射区 …………………………… 102

胸、乳房反射区 ……………………… 102

斜方肌反射区 ………………………… 103

心脏反射区 …………………………… 104

肺、支气管反射区 …………………… 104

甲状旁腺反射区 ……………………… 105

肝反射区 ……………………………… 106

胆囊反射区 …………………………… 106

甲状腺反射区 ………………………… 107

上身淋巴结反射区 …………………… 108

头颈淋巴结反射区 …………………… 108

脾反射区 ……………………………… 109

肾反射区 ……………………………… 110

腹腔神经丛反射区 …………………… 110

生殖腺反射区 ………………………… 111

膀胱反射区 …………………………… 112

输尿管反射区 ………………………… 112

胃反射区 ……………………………… 113

十二指肠反射区 ……………………… 113

胰腺反射区 …………………………… 114

小肠反射区 …………………………… 115

大肠反射区 …………………………… 115

升结肠反射区 ······················· 116

直肠、肛门反射区 ··················· 117

乙状结肠反射区 ····················· 117

胸腔呼吸器官反射区 ················· 118

肋骨反射区 ························· 118

脊柱反射区 ························· 119

腰椎反射区 ························· 120

骶骨反射区 ························· 120

肩关节反射区 ······················ 121

髋关节反射区 ······················ 121

颈肩反射区 ························· 122

血压反射区 ························· 123

二、认识手部经穴 ······················· 123

手太阴肺经穴 ······················ 124

手少阴心经穴 ······················ 125

手厥阴心包经穴 ····················· 127

手太阳小肠经穴 ····················· 128

手少阳三焦经穴 ····················· 130

手阳明大肠经穴 ····················· 132

第四章　手疗方案，认识常用手部疗法

一、手部按摩疗法 ······················· 135

定义与分类 ························· 135

按　法 ···························· 136

点　法 ···························· 136

推　法 ···························· 137

揉　法 ···························· 137

摇　法 ……………………………………………… 138

捻　法 ……………………………………………… 138

掐　法 ……………………………………………… 138

拿　法 ……………………………………………… 139

拔　法 ……………………………………………… 139

捏　法 ……………………………………………… 139

擦　法 ……………………………………………… 140

摩　法 ……………………………………………… 140

二、其他手疗方法的应用 ………………………… 140

针刺法 ……………………………………………… 140

艾条灸法 …………………………………………… 141

刺血疗法 …………………………………………… 142

药物疗法 …………………………………………… 142

下篇　手诊手疗应用
轻轻松松手到病自除

第一章　内科疾病的手诊手疗

感　冒 ……………………………………………… 145

支气管炎 …………………………………………… 147

哮　喘 ……………………………………………… 150

肺结核 ……………………………………………… 152

高血压 ……………………………………………… 155

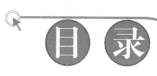

低血压 ······················· 158

心脏病 ······················· 161

贫 血 ······················· 166

便 秘 ······················· 169

慢性胃炎 ······················· 171

胃下垂 ······················· 174

胃及十二指肠溃疡 ······················· 177

肝 炎 ······················· 180

急慢性肠炎 ······················· 184

胆囊炎 ······················· 186

胆结石 ······················· 188

糖尿病 ······················· 191

慢性肾炎 ······················· 195

失 眠 ······················· 198

眩 晕 ······················· 201

头 痛 ······················· 203

神经衰弱 ······················· 207

癫 痫 ······················· 210

三叉神经痛 ······················· 212

第二章 外科疾病的手诊手疗

痔 疮 ······················· 215

颈椎病 ······················· 218

肩周炎 ······················· 221

腰 痛 ······················· 223

急性腰扭伤 ······················· 226

腰椎间盘突出 ·· 229

风湿性关节炎 ·· 231

第三章　男科疾病的手诊手疗

阳　痿 ·· 235

早　泄 ·· 238

前列腺炎 ·· 241

第四章　妇科疾病的手诊手疗

痛　经 ·· 245

月经不调 ·· 248

盆腔炎 ·· 251

不孕症 ·· 254

更年期综合征 ·· 257

乳腺小叶增生 ·· 260

第五章　五官科疾病的手诊手疗法

近　视 ·· 263

过敏性鼻炎 ·· 266

慢性鼻炎 ·· 268

慢性咽炎 ·· 271

中耳炎 ·· 273

上篇 走近手诊手疗

揭开掌纹医学的秘密

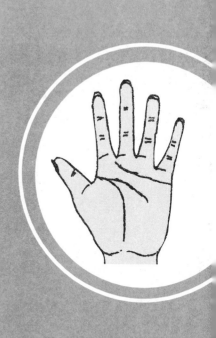

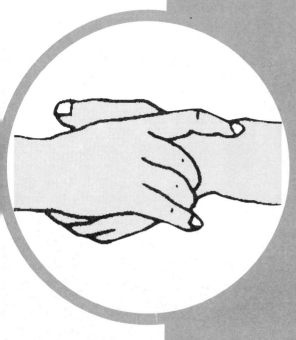

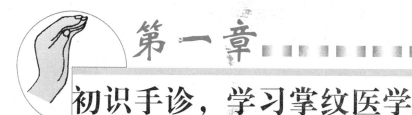

第一章

初识手诊，学习掌纹医学

一、了解手诊的理论依据

什么是手诊

手诊医学就是根据人的手形、指甲、掌纹、指纹、指节纹、手掌软硬及手掌气色等来望、摸、推、压、点、掐、按，以获得病情诊断信息的统称。其有为民"治无病之痛"及"上工治未病"的实用价值，也可通过观察患者病态发展倾向，指导患者诊断和治疗疾病。

指甲望诊，简称甲诊。中医学认为"肝血盛衰，可影响爪甲之荣枯。肝血充足，则爪甲坚韧明亮，红润光泽。若肝血不足，则爪甲软薄，枯而色夭，甚则变形脆裂"。《黄帝内经》有"爪甲青黑者，为死证"之记载。它同掌纹、指纹、指节纹、掌色泽、手形的变化符号一样，同样属于医学望诊范畴。

早在春秋战国时期，中医学经典著作《黄帝内经》中就有关于手与内脏关系的记载。如"掌中热者腑中热；掌中寒者腑中寒"，就是说明手掌寒热变化与脏腑寒热变化有着对应关系。《灵枢·邪气脏腑病形》说："面热者足阳明病。鱼络血者手阳明病。……小肠病者，小腹痛……若寒甚，若独肩上热甚，及手小指次指之间热，若脉陷者，此其候也。"从整体上指出了局部与全身脏腑、经络、气脉有着密切的关系。《灵枢·邪气脏腑病形》还说："……

见其色，知其病，命曰明。按其脉，知其病，命曰神。问其病，知其处，命曰工。"这就确定了诊治疾病时，可以通过五官、形体、色脉等外在变化，了解人体内脏的健康状况。中医望诊就源于此，并且是中医诊断的最高境界，同时在实践中也得到充分证实且积累了丰富的经验。

手诊的方法不同于叩诊、听诊、仪器检测等诊断方法及检查手段，是直接对双手掌部纹理进行观察、分析的一种诊断疾病的方法。全过程只需数分钟便可完成。

掌纹一部分是不变的，代表家族的遗传基因情况。一部分是变化的，可以随着后天身体健康状况的改变而改变。掌握这种变化规律，就可以利用它来观察疾病的发生发展。

手诊属于一种无痛苦、无损伤、简便易行的医学诊断模式，它不仅适应于人类健康的需要，而且还可以提高对疾病的预见性。

手诊的发展简史

手诊，是一种古老而又新颖的诊疗方法。它是中国传统医学的一个组成部分，纵观医学的发展历史，手部诊疗法明显早于其他各种疗法。从猿到人，人们就开始运用双手，外界对手的各种刺激，必然引起人脑对手的反应。因此，人们对由手所感知的事物尤为关心。原始社会时期，人类穴居野外，天气寒冷时，人们就会本能地摩擦、按揉、活动双手，用以防冻保暖，增强抗寒能力。

手诊，在我国有悠久历史。在商朝甲骨文中就有手掌纹辨病的记载。东汉著名的唯物论倡导者王充在《论衡·骨相论》中说："按骨节之法，察皮肤之理，以审人之性命，无不应者。"《黄帝内经》认为人体局部与整体有辩证统一的地方。《灵枢》也有诊鱼际纹路之法及爪甲诊病法。唐代王超《水镜图诀》就介绍过小儿指纹诊病方法。后又经过众多手诊医学研究者反复实践探索，已经成为一门古老而新兴的不断发展的诊断学科。

新中国成立之后，手诊作为一门学科，正式应用于医学诊断。1956 年，我国制定了十指指纹分析法，并应用于临床和司法系统；1966年之后，我国一些医院用手纹和足纹特征来识别婴儿，使皮纹学应用于临床。

当代著名中医学专家董建华说："欲穷临床，首重于诊。诊法之中，望闻问切，至为重要。观古往今来，为名医者莫不精此四者之道。"掌纹诊病作为中医的一个分支，同样具备了望闻问切等基本诊法，与中医其他诊法如经络诊法、腧穴诊法、时辰诊法及气质诊法等一脉相承。手诊对于许多无明显器质性疾病或病人无明显不适的早期病变，相对于仪器诊断来说更具有优越性。手诊既属于中医望诊的一部分，又融合了现代医学知识，可以说是临床诊断的一个分支，是常规诊断方法的补充和完善，弥补了临床诊断的不足。手诊是一种非常有前途、经济实用、方便的方法，特别是在预防医学和康复保健医学领域，具有非常重要的地位。

手诊的特点

（1）手诊的第一个特点：结论准确可靠

由于手诊诊病原理是科学的，并经过大量的实践验证，准确性可达90%以上。

（2）手诊的第二个特点：实用性强

手诊的方法简单、快捷、直观、实用，仅用10～20分钟就可以对一个人的全身状况和患病情况做出初步结论。普通百姓，尤其是中老年朋友，学会一些手诊知识，对防病保健大有裨益。

（3）手诊的第三个特点：预测性

手诊对身体的健康状况和某些疾病还可提出预测性意见，即超前诊断，可以防患于未然，特别是对心脏病、脑卒中等病患。

手诊的优势

现代医学对疾病有一个鉴别尺度，这就是临床症状。被视为病人的，一般只在有了临床症状才能给予治疗。其实，这是一种"亡羊补牢"的做法。那些处于潜伏状态的隐患，只要不发作，一般仍被视作"健康人"。虽然"亚健康"备受人们关注，但在早期发现的诊断方法太少了！而真的一旦出现临床症状，疾病就已经很严重了。这就是只重治疗，不重预防（早期发现）的结果。而这正是现代医学的普遍弊端。

那么，有没有一种方法，既可以早期发现、早期诊治，又易学易用的诊断方法呢？答案是：有。这就是我们中医学的手诊疗法。当然，手诊疗法具有以下几大优点：

（1）简单直观

手的变化可以摸得着、看得见，较为直观，可以随时随地进行观察。

（2）经济实用

掌纹医学检查，有着与仪器检查相同的或有着仪器检查无法达到的效果。在掌纹医学原理指导下进行有目的的检查，可以减少痛苦与麻烦，同时节约检查费用。

（3）容易推广

凡是精通掌纹医学的人，容易融入人群，引起人们注意，人们也愿意把手伸出来接受检查，以了解自己的身体状况，因此便于推广。

了解手掌皮肤的生理特征

现代人体科学研究表明，手除作为外在肢体的组成部分，发挥其不可代替的作用外，在触觉方面，也比其他部位皮肤具有更丰富的功能。它不仅是保护生命的工具，还是人类感知陌生世界的先导。当人体最重要的感觉器官——眼睛失去作用后，耳和手就最先弥补视觉丧失后带来的缺陷。手在人体中所处的位置及其功能的广泛性，使得手与内部器官的联系极为紧密。我们首先应当对手掌及手部皮肤有一个科学的认识。

皮肤几乎占据了人体所有的体表面积，它包裹着骨骼、肌肉、内脏，其上布满了纹理和汗腺孔，具有保护人体以及呼吸、排泄和调节体温等功能。

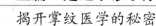

（1）手掌皮肤

手掌皮肤除了具有皮肤的一般功能外，还具有自身的特殊性，就是只有汗腺而无汗毛，使它成为诊病首选的皮肤观察区域。掌心皮肤上的纹线，由于没有汗毛的干扰，所以更能完整地反映自身变化状态。而手背上的皮肤、纹理，由于汗腺开孔很多，使皮肤形成网眼状，并有毫毛生长，皮肤、纹理的直观度则变差了。另外，手背温度与体表温度相仿，掌中温度则高于体表温度0.2～0.8℃，手掌皮肤湿度是手掌汗腺分泌的重要指标，且与人的情绪有关，这也反映手掌与内在生理机制的相关性。

（2）手掌皮下血液循环

手掌皮下血液循环和微循环极为丰富、密集，从而人体大量的生物电信息和非生物电信息可以在掌中聚集。手掌纹理微循环控制的区域，由于供血和微循环调节的变化和影响，使得手掌皮下组织发生变化，这种变化使细胞的新陈代谢也受到影响，即在局部出现隆突和凹陷之表征。如高脂血症的信息以手掌皮下组织变化的形式表现在手掌中，使手掌相应部位出现隆起。

（3）手掌是末梢神经的集中区

古人云："十指连心。"解剖发现，手掌部的神经末梢非常丰富，这说明手掌皮肤的敏感度远高于其他皮肤。当我们用针刺的方法比较掌心和掌背的刺激反应时便一目了然。手掌中末梢神经的集中，还表现在手部的触觉优于人体的其他部位。当我们接触并需要了解某一物体时，无论何人都将手作为工具。手对冷热、软硬、干湿、涩滑的感觉比其他任何部位都细微敏感。丰富的神经末梢活动，对掌纹的生成和变化有着不可低估的作用。

（4）手部是经络穴位的集中区

由于手上有六条经络通过，其中心经、小肠经、心包经、三焦经都是以心脏为终点，所以中指、无名指、小指都与心脏有密切联系。根据《神奇的手穴自我疗法》一书记载，手上有75个穴位。朝鲜也曾出现过一幅配有33个穴位的手穴图。还有人统计过，手上共有334个穴位、14条气脉。

通过大量的手穴试验和研究发现，手与头部有相似的生物电特征，从表皮电位看，由躯干到头部呈递增态势，头顶部最高；从臂到手也呈现同样的态势，手心电位仅次于头部。这一现象提示我们，手掌区域集中着大量的人体信息，是我们由表及里了解人体的窗口。

手诊的中医学理论依据

中医学认为，人体是一个有机整体，内脏和体表各部组织存在一定的对应关系。内脏的病变，可以反映在相应的组织上。元代朱丹溪说："欲知其内者，当以观乎外；诊于外者，斯以知其内。盖有诸内者必形诸外。"清代汪宏《望诊遵经》一书中说："故有病必有色，内外相袭，如影随形，如鼓应桴。远者，司外揣内；近者，司内揣外。"因此，现象在一定程度上可以反映本质。

掌指皮纹的各种表现有其特征性。手纹的变异，可以反映多种疾病，从而为临床提供诊断依据。例如有些病，患者平时并无自觉症状，直至痊愈犹不自知，然而医者却能准确地从手纹与气色所表露的信息中得到启示。这其中最常见的是肺结核、肝病等，那些呈现在掌部大小鱼际外的朱砂样斑点，是医生做出判断的最好依据。由此可见，手纹学的意义巨大而深远。

（1）以中医经络学说为理论依据

根据中医经络理论，手是经络系统中手经的循行之处，是手三阳经的终止处，手三阴经起始所在：手太阴肺经，止于拇指端（少商穴）；手厥阴心包经，止于中指端（中冲穴）；手少阴心经，止于小指端（少冲穴）；手太阳小肠经，起于小指端（少泽穴）；手少阳三焦经，起于环（无名）指端（关冲穴）；手阳明大肠经，起于示（食）指端（商阳穴）。足六经虽然不直接与手部相连，但手足经脉名称相同，均可交会灌注。比如手足阳明经交会于鼻旁，手足少阳经交会于外眼角，手足太阳经交会于内眼角，手足太阴经交会于胸部，手足厥阴经交会于胸中，手足少阴经交会于心部。

从根结理论方面进行分析，也表明手部与头、面、躯干各部有着一定的联系。因此，可利用手部穴位或形态变化来诊断、治疗全身有关脏腑、组织及器官的病症，为手诊和治疗全身病症的作用提供了重要的理论依据。

（2）以中医脏腑学说为基础

脏腑通过经络沟通内外、上下、表里，联络四肢百骸、五官九窍，组成一个统一协调的有机整体。

病自内生，则必然要通过脏腑、经络和所属部位而表现于外；病由外入，则必然要通过经络而传之于内（脏腑），故《灵枢·本脏》曰："视其外应，以知其内脏，则知所病矣。

大凡病症的发生，必首先应之于手部，先察手部则可了然于胸。不妨举例说明内脏（脏腑）失调如何在手部得以表现。如维生素 A 缺乏者，手部皮肤会变得粗糙，出现角化现象；锌缺乏者，手指尖可出现糜烂、脱屑；肝硬化者，手掌呈绯红色改变；自主神经功能失调者，手部多汗等。凡病症的治疗皆本于脏腑，一切从脏腑出发，是手疗治病所遵循的基本准则，也是手疗的理论基础。

（3）以生物全息理论为基础

1973 年，张颖清教授又发现了一个新的全息穴位分布系统——第二掌骨桡侧全息穴位群。他在研究生物的整体与相对独立部分之间的相关性时，发现生物相关性中的一种特殊关系，即生物的组成部分和生物学特性与生物整体相似，贮存着整体的信息，是整体的相对缩影，他将这种现象称为生物全息现象，这种相关关系称为全息相关，从而建立全息生物学体系。

张颖清教授的生物全息律，将内部组织器官缩影投射于手部，亦即全息反应区，这些区域或大或小，反射了脏腑的形状，虽各不相同，但都是一个小的区域而不是一个点。通过对反应区的观察或刺激，可对相应脏腑、器官进行诊断或调整，既可诊断病症，又可治疗病症，还有保健、养生的功效。手部全息反应区分掌侧、后背侧两部分，根据具体情况，可各取所需，为我所用。

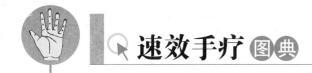

二、 从手掌里能看到什么

手诊前应做好的准备

在手诊前，我们要做好如下准备：

（1）良好环境

环境温度在25℃左右，湿度适中，自然光线比较充足，不要在阳光下进行手诊，这样会产生错误判断。

（2）保持自然

要问清患者有无手受伤史，或已经接受治疗，如输液、化疗等。

手诊前请勿劳动，不要涂抹护肤油之类的皮肤保健品，不能饮酒，不要情绪激动。

如果患者的手比较脏，可以用药棉饱蘸70%酒精，轻轻擦拭，待自然蒸发后再观察。

（3）注意细节

如果操作者的视力不好，或为了更清晰地观察细小纹理，建议用100倍的放大镜协助观察。如果想对特殊手纹做深入研究，可用数码相机拍摄后，存入电脑，通过不同色彩调节模式，可以观察到病理纹生长趋向的变化，这是肉眼无法观察到的。

从伸手姿势推测对方性格

你或许不知道，当看手诊时，从对方伸手的姿势便可以推测对方的一些性格特征。

（1）五指并拢在一起

看手诊时，如果对方伸手时是五指并拢在一起的话，一般来说此人思想相对比较守旧，性格较为内向，保守，做事畏首畏尾。从另一方面来说，这种人的体质较弱，健康状况也较差（图1–1）。

（2）五指张开

看手诊时，如果对方伸手时，五指张得很开，一般来说此人思想比较积极，视野开阔，办事富于理性认真，有积极向上的态度。同时，也说明对手诊者比较信任（图1–2）。

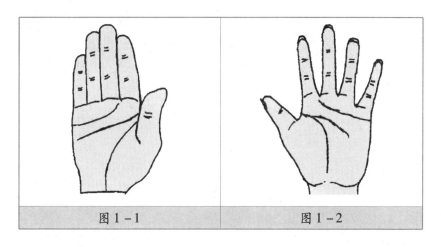

| 图1–1 | 图1–2 |

（3）手呈自然弯曲状态

手诊时，如果对方的手呈自然弯曲的状态，五指微弯向掌心，一般来说此人容易自满，骄傲自大。同时，也说明此人对手诊持怀疑的态度（图1–3）。

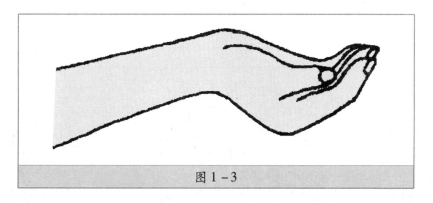

图1–3

（4）食指单独分开

手诊时，如果对方伸出手时食指是单独分开的，一般来说此人应该处于领导地位，大都喜欢自作主张，自尊心往往比较强，很难接受批评（图1-4）。

（5）小指单独分开

手诊时，如果对方伸手时，小指很自然的与其他指头单独分开的，一般来说此人性格有些孤僻，不善于交际，喜欢独来独往（图1-5）。

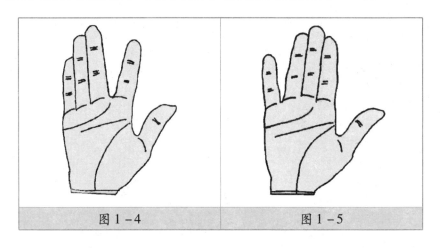

图1-4   图1-5

（6）拇指与食指呈90°

手诊时，如果对方的拇指与食指分开呈90°的话，一般来说此人善于交际，性格开朗，做事比较敢作敢为，为人仗义，说话比较算数。同时，也说明此人往往有领导者的风范（图1-6）。

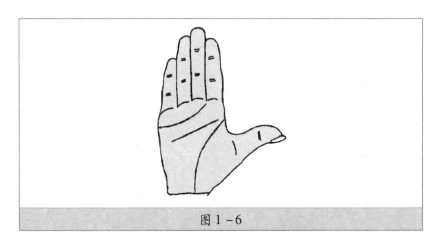

图1-6

观手形知人体阴阳盛衰

手形就是指手掌与手指的外形特征。根据手形可将手分为水、木、金、火、土五类。这种分类法是根据五行学说进行分类的。中医学认为，人有水、木、金、火、土五行之分，并可根据五行手形，诊断人的健康、疾病与心理特征。

（1）水行手——掌短而丰腴

水行手，手掌极丰腴，稍短而阔，手形和指形均细长，皮肤细腻而多肉，肌肉柔软，富有弹性。手指根粗壮，指头细圆尖锐，甲床细长，手背皱纹浅淡，青筋隐而不露，看不见关节。水行手的人，智能超群，有艺术才华，做事心细，善于应付环境，处事乐观，富有同情心，但会性急，感情冷热无常，爱慕虚荣，好安逸。水行手的人精力旺盛，性欲强，易患肾脏等泌尿生殖系统方面的疾病。

（2）木行手——掌薄而长

木行手，其特征为掌薄且长，手指瘦长较有弹力，拇指强硬，不易屈曲，肤色较深，指关明显，掌背纹较明显。木形手的人，智能颇高，好学深思，冷静善于分析事理，有独立思想，忍耐力特强，受得起沉重打击，不会稍遇挫折便心灰意冷，善于组织，为人慷慨大方，对金钱绝不吝啬，但会留意琐事，计较小节。木行手的人，消化系统较为薄弱，肝胆温热，气血积淤，易患肝胆、肠胃方面的疾病。

（3）金行手——掌厚而指短的手

金行手，手肥而指短，手指粗糙，厚而硬，难反屈，拇指粗笨短厚，指端多圆形，指背皱纹深而杂乱，掌背青筋浮露，掌心手纹极简单，肤色较深。

金行手的人，性格粗犷，不善思考，虽然平时态度和善，但遇事易冲动发怒，缺乏自制力，而且有时胆量不足。容易发生高血压、心脏病，所以此种手形者忌受刺激。

金行手的人，神经系统较为薄弱，气阴两虚，心肾不交，易患神经系统、内分泌系统方面的疾病。

（4）火行手——掌薄而长的手

火行手，手比较瘦削细薄，掌长柔软而纤瘦，而略带弯曲，皮肤色白，青筋较明显，掌形上尖下阔，指节不露，指甲长圆而红，拇指匀称，掌色白皙。火行手的人，性情拘谨，易伤感，抑郁，但思维敏捷，善思考，有耐力，做事细心。

火行手的人，往往因操心过度而体质较弱，易患呼吸系统、泌尿生殖系统方面的疾病。

（5）土行手——掌大而厚的手

土行手，掌形颇大，掌长与宽度相等，整个掌看起来略近于四方形，掌肉坚而具有弹性，拇指大，指根亦丰硕，各指指端及指甲呈方形，手腕部也比较接近于四方形，手背皱纹较淡。土行手的人，个性刚强，意志坚强，忠厚老实，办事可靠，但感情较为木讷、固执。

土行手的人，易患内分泌系统，消化系统方面的疾病。

观掌形知健康状况

（1）四方型手形

手掌外型平直而方正，手腕及掌指均很广畅，指甲缩短而呈方形，拇指发育刚直，拇指球非常发达，筋骨厚而坚实且富有弹性；除手指外，手腕部也接近四方形，手掌背皱纹较为平淡。该手形提示体力较好，精力充沛，全身发育良好，属健美类型。但有一部分人性格偏于固执，成年以后容易得心脑血管病症（图1-7）。

（2）圆锥型手形

此种手形较"尖头型"稍短而阔，手形与指形均较细长，指头较尖，纤细而柔软。掌向上部渐见狭窄，指根较粗，尖端呈圆锥状改变，指甲较长，掌肉肥厚，肤色较白。指背皱纹较淡，青筋隐而不见显露，肌肉柔软而富有弹性，圆锥型手形提示思维敏锐，但缺乏耐力，脾胃功能较差，容易得消化系统病症；至中老年容易发生风湿痹痛等病症（图1-8）。

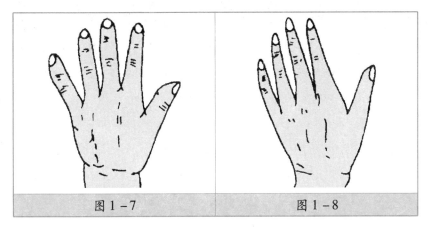

图 1-7　　　　　　　　图 1-8

（3）汤匙型手形

又称为"台型掌"。该种手形手腕多较为粗大，指根处也较为粗壮，其指尖并不像一般人由粗而渐见变细，反见粗大如同汤匙一样，指甲圆厚而大且坚硬，筋骨结实而有力。掌指厚而呈方正改变。该手形身体健康状况良好，体形较为高大。一部分人性格开朗，较为自信；若嗜烟酒则大多不加节制，到了一定年龄容易衰老。另一部分人性情急躁，若见掌背青筋粗浮的，容易得高血压、糖尿病等（图 1-9）。

（4）鼓槌型手形

因长期患病后，指尖逐渐粗大，指根相对较小，手掌相对较为薄弱所致。该手形提示先天性心脏病、心血管系统病症和肺气肿（图 1-10）。

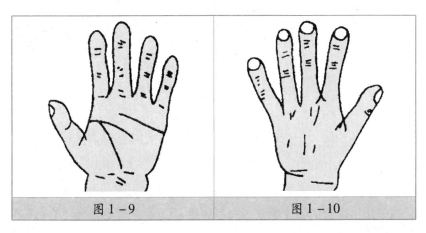

图 1-9　　　　　　　　图 1-10

（5）柔弱型手形

又称为"尖头型"手形。该种手形，手指柔弱无力，指、掌薄而略带弯曲，指端较尖，皮肤较白，青筋显露较为明显。该手形提示健康状况较差，泌尿生殖系统功能较为薄弱，容易得神经衰弱、呼吸系统、泌尿系统及生殖系统病症（图1-11）。

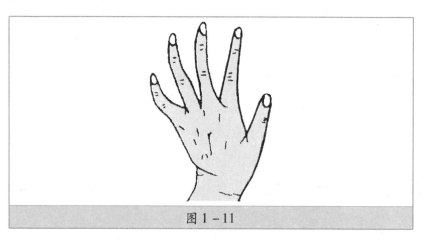

图1-11

观掌色知病情轻重

掌色包括皱纹色泽、手肤色泽。掌色的呈现与健康关系密切。

掌色宜为透明的粉红色、光润、活跃、有神、富有弹性。中医学认为：神能御精，精能生神，精足则形健，形健则神旺，手掌上的气色也是五脏所生之外荣。《灵枢·天年》说"失神者死，得神者生"。所谓失神是形羸色败。清代林之翰《四诊抉微》说"夫气由脏发，色随气华"，即掌上所呈现的气色，在一定意义上比面上气色更客观，更能早期表达疾病的信息。

（1）掌呈红色

表示气血循环瘀滞。局部鲜红点，表示脏器正在出血。

浅红色表示疾病初起，发热；浅红有白色外带光环在肾反射区者为肾结石；绛红色提示心火旺盛；暗（灰）红为慢性器质性疾病，多属阴虚、肾虚；鲜红、红里透出白点的，表示血液中脂肪含量偏高，是动脉硬化的前驱体征；手掌及指甲光亮似绸缎，且柔软红润，提示风湿病；手掌面有数朵血脂丘，提示脑动脉硬化先兆；手掌面呈红色，提示高血压；若突然间色红加重，提示脑出血信号；手掌色正常，皮细腻，肌肉松软，提示心脏功能弱。

（2）掌呈黄色

表示湿证，慢性炎症，脾胃虚弱，阴阳失调。掌色为黄，代表慢性消耗性疾病，多与贫血、黄疸或黄疸性肝炎有关，也是肿瘤的警示色。

（3）掌呈白色

表示寒证，虚证，局部白色异常则反映对应脏腑可能有炎症。双手掌色苍白，常见于整个掌面，属于中医的虚寒证、气血亏损证的范畴，提示贫血症、失血症。

大拇指根部出现苍白区，表示经常头痛，属于血管性头痛，应采取改善脑血管供血的药物治疗。

手掌的大鱼际部位出现苍白区，提示慢性消化不良，长期的苍白区是经常腹痛或痛经引起的。

手掌的小鱼际部位出现苍白区，最常见的是月经不调、闭经、功能性子宫出血，更年期综合征引起的。十个手指根部出现苍白区，提示慢性胃炎、十二指肠炎症引起的疼痛很久了。

（4）掌呈青色

全掌呈青色表示气血凝滞，局部呈青色表示有病症。掌色为青，代表痛证、寒证、血瘀证、慢性炎症，也是肿瘤的警示色。多为风证、寒证引起，为器官受凉，会引起疼痛和功能障碍。手掌心有青筋：贫血。如手掌青色过多：说明气血瘀滞，应严防肿瘤、癌症的发生。

（5）掌呈丑色

丑色就是手掌上出现各种颜色的斑点，或凹陷或突出，是肿瘤的警示色。当全掌晦暗无光泽的时候，手掌全息定位上发现黑色、凸起、边缘不清楚的斑点时，就要考虑有肿瘤的可能性了。

黑斑提示血脉积滞，容易发生心脑血管疾病，黑斑越黑越瘀，说明心脑血管疾病越严重性。很多老年人认为出现黑斑是自然现象，其实应该多加注意才对。

白斑：多见于肿瘤患者。当手部出现白斑时，应该特别警惕。该现象提示内脏毒素积滞，易发生肿瘤。

血痣：多见于肝功能异常。当手部出现血痣时，提示脂肪、痰湿积滞，容易发生脂肪肝、肝硬化、胆囊炎，多见于脂肪肝、慢性肝炎患者。血痣越多、越大，提示肝功能越差。

手掌大小、胖瘦与健康的关系

手的大小和胖瘦也能透露一些个人健康的端倪。一般来说，手的大小与身高、体重呈比例是正常的。如果手的大小与身高、体重不协调，就要注意身体某些部位的可能出现问题了。

（1）手的大小与健康

如果身材娇小却有不协调的大手，就要小心心脑血管疾病、骨关节病光临。

手小心脏也小，功能弱。如果身材高大却有不协调的小手，提示要注意心脏功能，但不一定患心脏病，也可能有低血压、头晕、心悸、易疲劳、痛经、月经不调、性生活不如意等。

（2）手的胖瘦与健康

人瘦手也瘦是正常。如手比人瘦，手指间还漏缝，说明消化系统功能弱，性格懦弱、神经衰弱。如手部肌肉瘦薄、冰凉，多为气血不足或阳虚；手部肌肉瘦薄、发热，多为阴虚火旺或内伤发热。

如是纤细美人，手胖而浮肿，要小心肾脏和心脏病变；如人瘦却有胖手，那是脂肪堆积，有高血压、高脂血症的可能。

手掌软硬的临床含义

采用抚摸或触诊来感知手掌的弹性程度即软硬程度，不仅是对望诊的补充，而且对鉴别疾病有着相当重要的临床意义。

（1）手掌软

①手掌厚而有肉有力，红润有光泽，通透，富有弹性，多为精力充沛，体质强壮。

②如果手掌厚而无力，弹性差，多为精力欠佳，疲劳乏力，容易生病。

③手掌软细薄而无力，说明精力不足，体弱多病。

（2）手掌硬

①手掌肌肉硬直、缺乏弹性者。说明体内积滞比较多，气血不是很通畅。

②手掌硬直而瘦者，多为消化系统出现问题，循环系统功能不是很好。小鱼际肉少的人，一般提示慢性结肠炎，肠胃功能不好。如果手掌上某个区域的肌肉皮肤比较凹陷，一般表示脏腑萎缩，或者功能减退；如果凸起，说明有增生。

手掌（指）的温湿变化对于诊断病症的意义

健康人的手温应略高于脸部和皮肤的温度。人是恒温动物，要判断自己是否健康，首先看自己的手温是否正常。另外，手的干湿也反映微循环与皮肤细胞的活跃程度，这与循环系统、神经系统、内分泌系统、淋巴系统功能，以及细菌、病毒感染有关。手部过干或过湿都是不正常的，正常的手部应润泽有度。

（1）手感热

两种情况：一种是实热病，比如发烧，手越摸越热，这说明多有炎症；另一种是虚火，就是再握时反而觉得手不是很热了，可见于甲状腺功能亢进，肝肾阴虚，多见虚火上炎、失眠多梦、心烦、口干口苦、咽喉炎、高血压、糖尿病、阴虚劳热症等。

（2）手感凉

主脾肾阳虚。发内寒，体弱怕冷，血气不循环，吸收能力差。阳虚的人很容易怕冷。

（3）手感寒

可见于脾肾阳虚，甲状腺功能低下、微循环障碍、经脉运行不畅、容易疲劳、容易感冒。

（4）手感湿

主心脾两虚。心情压抑，容易疲劳乏力。手汗多，多为脾胃积热，心火盛、精神紧张。

（5）手感干

主肺脾两亏。肺是滋润皮肤的，肺不好皮肤干，这种人容易感冒，容易得呼吸系统疾病。

（6）手感黏

主内分泌失调。患糖尿病的人比较多见。容易热，出汗，且汗是黏的。

（7）手指热

多见于便秘、血黏稠度增加、甘油三酯偏高。

（8）手掌热

心火盛，多见于失眠多梦、心烦、口干口苦、咽炎等。

（9）手指凉

多为血液循环较差，容易疲劳乏力，难入睡、多梦、心跳心慌、头脑不清、头晕头痛。

（10）手掌凉

多为脾胃虚寒、脾胃消化吸收系统较差，容易消化不良、便溏、疲倦乏力、贫血。女性多见于妇科疾病、白带较多、月经不调。

手上青筋的含义

● 生命线内侧有青筋，多见于肝胆功能出现问题，容易引起口苦口干烦躁、胸闷、肝病等。

● 虎口生命线起端有青筋，多见于女性月经前后乳房胀痛。

● 手掌青筋，甚至连手指节间都能见到，提示肠道有积滞宿便，多患有习惯性便秘、痔疮等。

● 手掌到处可见青紫色的青筋，表示肠胃积滞、血脂高、血黏稠度高、血压高、血液酸性较高，含氧量低，血液凝聚，容易出现头晕、头痛、疲倦乏力、身体虚弱等。

● 拇指下方大鱼际有青筋，往往提示腰腿痛、风湿性关节炎。

● 腕横纹有青筋，说明泌尿生殖系统有问题，往往提示妇科疾病，如月经不调、带下病等。

● 内关（腕横纹向下三个手指的距离之间）是心包经所经过的地方，与心脏关系很大，内关有青筋，往往提示心脏方面疾病，如心肌劳损、心烦、胸闷、心悸、失眠、多梦等。青筋在内关上分布的位置也非常重要，青筋越靠近内关，则越早发生心脏方面的症状，青筋越凸起、扭曲、紫黑，则心脏疾病症状越严重，预示着心脏即将发生大病。

望诊手指形态

(1) 望指的气色

气色包括肤色、静脉浮露沉隐。从手指的血色来看：比较白说明气血不足，身体瘦弱，手脚比较怕冷；血色红说明血气充足，热，如果血色太红，那么血气反而不畅，人就很容易产生疲劳。自我对比指端，如果指特别红说明这个人特别累，而且血黏稠度高，血脂高；红得发紫发黑非常危险，说明脑动脉供血不足，心肌梗死；如果延伸到整个手掌都发暗、没有血色，就要注意肿瘤的问题，这种比较麻烦，需要大量排毒。手指中间特别青的人说明消化功能特别差。

①红润：指端红润是气血运行良好、微血管内血液充盈的表现，是健康的气色。

②白色：手掌呈白色为气血不足，说明肺气虚。中指苍白细弱，提示心血管功能不足或贫血。小指苍白，多为脾肾虚寒，小便清长，大便稀溏。

③暗红色或紫红色：手掌或指端呈暗红色或紫红色为血液黏稠度增高，说明有心血管系统疾病。

④黄色：手掌呈黄色为脾气虚，肝脏功能下降，土黄色而无光泽多为肝

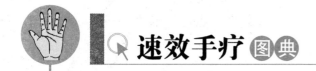

脏肿瘤。

⑤暗黑色：手掌呈暗黑色为肾气不足，多为肾功能障碍。如果整个手色发暗，没有光泽，仿佛笼罩一层黑雾，提示免疫功能低下，有免疫系统疾病。

⑥青色：手掌或手指呈青色为胃肠功能不良，多为脾胃虚寒，血液含氧量降低，血液循环障碍。

（2）望指的强弱

五指中哪个差就说明哪个与之相关联的脏腑有问题。

一般认为，人以拇指和食指最为有力，五指均饱满，发育良好，是身体健康之兆。如果五指之中有某一指显得特别瘦弱，提示所对应的经络、脏腑健康状况较差或易生病。

（3）望指的曲直

手的五指直而有力，说明这个人性格豪爽正直。漏空手也叫漏财手，是消化系统不好，吸收不好，身上不长肉，总是生病。

五指都丰满、灵活、畅直、有力，是健康的标志。经络循行至手指末端，经络通畅，气血旺盛则手指丰满、畅直、灵活有力。手指弯曲变形，说明相关的经络气血在运行中出现了障碍，由缺氧所致。

观察手指曲直是指观察每个手指的曲直形态。如手指出现粗细异常、向前、向后、向左、向右弯曲，或手指根部缩小，或手指末端肥大如汤匙状、根部指间缝隙较大，均属变形范畴。

根据变形的部位，参考变形手指循行的经脉与脏腑的关系，即可判断相应脏腑的健康状况，根据中医脏腑学说，分析弯曲变形手指的含义。

观察手指形态诊病，除观察循行经脉的手指外，还可以根据脏腑阴阳表里、五行生克的规律，参考相关手指的形态加以验证。如根据五行相生学说，肾水生肝木，肾为母，肝为子，母病及子，如果肾经长时间缺氧，必然影响肝经。如中指根部缩小，说明肝经气血不足。此时应再观察代表肾经的小指第二、三指节，如此处也变形，进一步证实肝经缺氧。当两个部位均反映同一系统的病变时，如中指和小指的第一指节均反映循环系统（心脏），小指的第二、三指节和小鱼际均反映泌尿生殖系统和肾经，食指和大鱼际均反映消

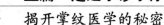

化系统，应两个部位同时观察，加以验证。另外，五指并拢时，如指间空隙较大，常提示脾胃虚弱。如出现手指不能完全伸直并拢，提示消化系统或骨关节疾病。

（4）望指的长短

①健康相：正常人拇指粗壮，小指要挺直，食指、中指和无名指要大小相配。一般中指比食指、无名指末节的长度多半个指节，食指和无名指等长，或略短于无名指。中指长度为掌长的 4/5，或掌宽的 7/8 左右。各指标准长度可见下表：

指名	标准长度
拇指	指尖达食指第三指骨节皱纹的 1/2
食指	指尖达中指第一指骨节皱纹的 1/2
中指	指长约等于掌长的 4/5
无名指	指尖达食指第三指骨节皱纹的 2/3
小指	指尖达无名指第一指骨节皱纹处

②异常相：各指比正常人长或短均为异常相。

食指过长或过短的人多是青少年期营养不良或多病所致。

中指过长或过短则反映中年期的病态。

无名指过长或过短则为中年后期脏腑功能失调或受损的表征。

小指健壮稍长者，口才流利，小指过短者子宫小。小指短者提示在老年期易患心脾肾不足，包括心血管系统、消化系统、内分泌系统等方面的疾病。

望指的长短主要是指中青年人而言，婴幼儿发育尚未完善，食指、无名指的长短意义还不明显，不能生搬硬套。

从五指看健康状况

（1）拇指与健康

正如"拇"字之意，拇指是五指之母。5 根手指中以拇指最忙，日常生活中的各种动作都需要拇指的协助才能完成。拇指还是一个人生命力的象征。

它不但提示一个人的大脑功能和先天智慧，根据其形状、褶皱等特征还可判断一个人的健康状况（图1-12）。

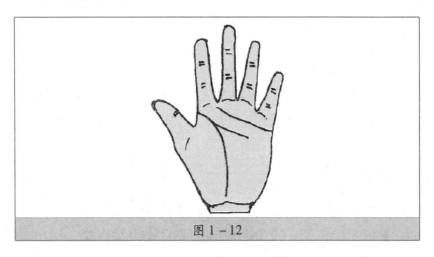
图1-12

拇指大而浑厚的人，主品格高尚、健康长寿，且经常居于领导地位。

出生后数天，仍把拇指握在其他四指内的婴儿，表示其体质极其虚弱。

拇指过分粗壮，其人多心情偏激，易动肝火（图1-13）。

拇指过于扁平薄弱，其人体质较差，具有神经质，办事缺乏韧性；若再有弯曲现象，多为神经衰弱（图1-14）。

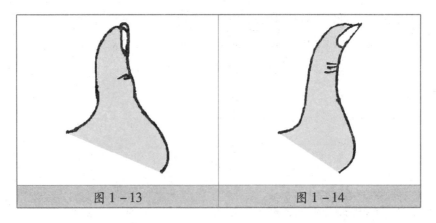

图1-13	图1-14

拇指还可以检查性功能状况，用力按拇指指腹2秒，如果肌肉弹性恢复凸起比较快，则表示精气旺盛。如果拇指弹性恢复比较慢，有凹陷，则表示精气衰退：男性容易患早泄，甚至阳痿；女性则容易患性冷淡，甚至容易发

生妇科疾病，如带下病等。

大拇指与生命的本源紧密相连，是一个人身心健康的标志。大拇指对疾病具有很强的抵抗力。大拇指指尖粗大的人，往往有可能患心脏病、肺结核，应当引起警惕。大拇指与大脑有密切关系，大拇指软弱无力，提示患有精神疾病，或者是病入膏肓之人。

如果拇指指掌关节缝的纹理很乱，则容易发生心脏疾病，如烦躁不安、胸闷、心悸等（图1-15）。

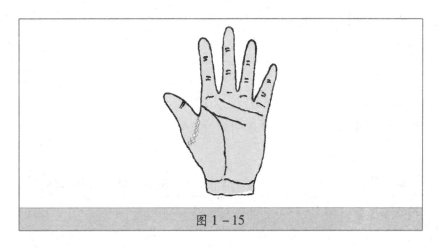

图1-15

在拇指近掌节中间还有一道横纹，代表消化吸收功能，如果横纹越多，说明消化吸收障碍越大，则消化吸收功能就越差（图1-16）。

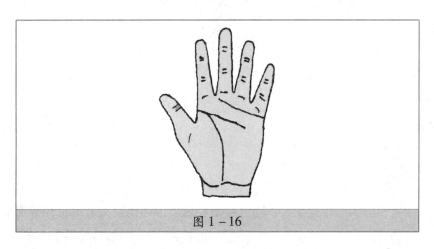

图1-16

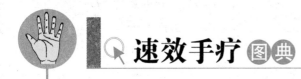
（2）食指与健康

食指是与人体内脏功能的运转情况息息相关的手指。食指以圆秀强壮，三个指节长短均匀为好。食指代表肠胃、脾脏、胰脏、肝脏等器官。食指根部木星丘发达的人，往往具有很强的独立性，喜好美食，雄心勃勃，因而易患病。

一般来讲，食指的长度为中指长度的 8/9 为良好，也就是食指应能够到达中指第一节的 1/2 处。如果食指较为瘦弱并且颜色苍白，提示肝脏功能、消化吸收出现障碍。这类人容易感到疲劳，精神时常委靡不振。

食指表现其人的名誉欲、上进心及感受性的优劣。食指比其他手指粗而长的人，自信力和上进心很强，且具有政治头脑，所以经常居于领导地位，也具有事业成功的潜力。

如果指头偏曲、指间缝隙大，且纹路散乱的人，多提示脾胃纳食运化功能失常，易患大肠疾病。

如果食指出现青筋，提示大肠有积滞或宿便，特别是儿童青筋食指过三关，则表示危症（图 1 - 17）。

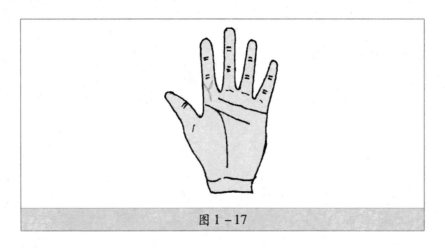

图 1 - 17

（3）中指与健康

中指在五指中长得最长，同时也是表现思虑强弱之处。中指比普通手指粗且长的人，处事谨慎小心，不擅长社交活动，喜欢独自思索的宁静生活。

中指圆长健壮，三个指节长短平均，指形直而无偏曲，说明健康状况良好，元气充足。

中指代表心脏、肾脏、血管等器官。也表现一个人的思考能力及生存斗志。中指修长的人，往往性格内向，不善社交，但具有独立完成某项事业的才干；短而粗的人，往往具有不诚实的性格，轻薄肤浅，但精力旺盛，善于社交。

中指苍白，细小而瘦弱，指头偏、指间漏缝，提示心血管功能差或贫血。

中指若短于两相邻手指，提示易患心律失常。

中指特别长，提示易患腰痛病（图1-18）。

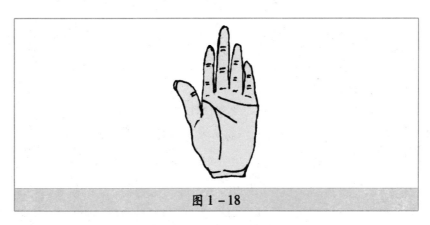

图1-18

中指较其他手指苍白细弱，提示贫血、心脏功能较弱。

（4）无名指与健康

无名指提示一个人的情绪、心态和整体的健康状况。一般来讲，长度与食指相当或略长于食指比较好，无名指的长度应该达到中指第一指节的1/2处。无名指较长的人领悟能力比较好，有感悟力，艺术天赋较高，有自己的人生追求。而无名指较短的人，大多感悟性较差，缺乏胆气，没有过高的艺术天分。

一般而言，无名指指形圆秀健壮，指节长短平均，指形直而不偏曲，指节纹清爽者为佳（图1-19）。

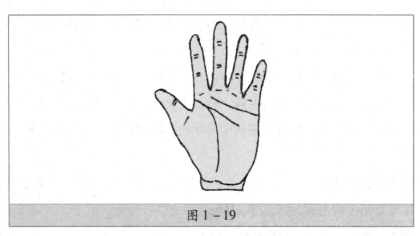

图 1 - 19

无名指提示一个人的艺术天赋。如果无名指出现异常，则容易患神经系统、视觉中枢神经等方面的疾病。

无名指活动迟缓，提示患有癫痫病。

无名指细弱无力，提示患有胆囊疾病。

无名指短，指节纹杂乱，提示先天性体质差。

无名指的第一指节提示一个人的艺术天分和生殖系统的情况。第一指节较长且结实的人，一般有很高的艺术才华，但是内分泌系统容易出现障碍；而第一指节过于瘦短的人则多是生殖功能较差。

无名指的第二指节提示一个人的筋骨结实与否。第二指节指节纹混乱而不清晰的人，多是体质较差，筋骨不够结实；如果指节边缘多有细纹，则提示此人的整体健康状况不佳，平日应多注意预防疾病和身体保健。

无名指第三指节粗实的人，多数性欲较强，生殖系统功能较好。反之，第三指节瘦短无力的人，多数患有性冷淡或阳痿等疾病。

(5) 小指与健康

小指提示社交手腕的有无。小指粗而长的人，主智慧过人，善于雄辩且具有社交手腕。小指的长度以达到无名指的第一关节为标准，女性小指很短的话，一般缺乏子女运。

一般而言，小指以长直粗壮，指节长短平均为佳（图 1 - 20）。

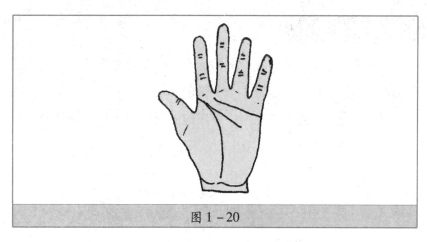

图 1－20

小指代表生殖器、肺。如果一个人经常有效地锻炼小指的话，可以增强体质，延年益寿。

小指苍白瘦弱偏歪，与泌尿生殖系统和性功能有关，女性容易出现妇科疾病、月经不调、不孕。男士容易出现肾亏、腰膝酸软、性功能差。

小指虽然小，却反映一个人的先天素质包括循环系统、泌尿生殖系统功能。小指粗壮可弥补其余四指的不足，反过来，其他指粗壮而小指弱，则是先天之气不足。

所以从人体的先天身体素质和后天的保养上，小指更加重要，平时要多拉拉、揉揉小指。俗话说："小指过三关，人逢绝处也能生。"

手指局部形色变化所对应的病症

- 拇指出现硬块，并见紫色瘀血状改变，提示呼吸系统疾病。
- 食指出现硬块，并见紫色瘀血状改变，提示消化系统疾病。
- 中指出现疼痛、硬块，并见紫色瘀血改变，提示神经系统疾病。
- 无名指出现僵硬不顺，并见动作迟缓，提示肝胆功能严重失调。
- 小指出现硬块，并见紫色瘀血改变，提示心脏、泌尿生殖系统疾病。

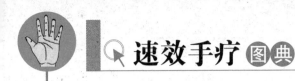
指甲诊病的基础

　　指甲分为甲板、甲床两部分。甲板是遮盖在手指末节背面的角质板，略呈弯曲的四边形。长短宽窄基本上与手指末节相当。甲板附着指端的部分称为甲床。甲床、甲板相互紧密贴合，甲床的毛细血管相当丰富，同时经络也在甲床贯通，甲板的生长依赖于甲床的血液供应（图1-21）。

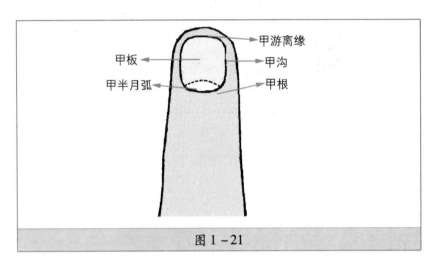

甲游离缘

甲板

甲沟

甲半月弧

甲根

图1-21

指甲与健康的关系

　　医学专家通过大量科学研究和临床观察得出结论，指甲的变化可以提示心脏、肺、神经、脊髓等方面的疾病。因而，医生只要检查病人指甲外表的变化，就可以诊断一些疾病。由于人体血液和神经都通达指甲部位，因此指甲对健康状况的反应极其敏感，其敏感程度绝不亚于性能良好的温度计。古代希腊、埃及等地就很流行通过察看指甲占卜命运的吉凶。可以说，指甲是人体健康的一个窗口。

　　正常人的指甲大都和指头的长短、宽窄相称，呈淡红而没有其他杂色，指甲面平整光滑，颜色鲜明，略带光泽，边缘齐整不易折断，但也不过分柔软。

先天性无甲症、后天营养障碍或真菌感染引起的指甲脱落，不仅影响美观，而且在持重物或从事精细劳动时往往感到困难。

指甲的色泽及光滑度可以反映人体的健康状况。如贫血的人甲床往往苍白，瘀血的人甲床发紫；手部湿疹可使指甲粗糙增厚；银屑病可使指甲出现点状凹陷；缺乏维生素或微量元素，指甲往往软化变形；食用含大量胡萝卜素的胡萝卜及柑橘可使指甲发黄等。所以，望察指甲也是诊断疾病的一种有效方法。

指甲的生长依靠指甲母。而新生的指甲由于没有充分角质化，因此呈白色月牙形，故称之为指甲半月。指甲上见不到半月时，表明身体出现了疾病，这是一个危险信号。如果患肺结核、疟疾、十二指肠溃疡等，指甲就会失去光泽，或在指甲上出现纵线，病情严重时，指甲会变得非常脆弱。如果人体内缺少维生素、碳水化合物、脂肪等，都会造成营养障碍，并且会直接反映到指甲上来。

通过显微镜观察指甲，可以看到从皮肤上生出的毛状纤维，呈纵横状重叠在一起，并逐渐生长变得坚固。指甲对身体其他部位的神经和血液的运行状态都有着非常敏锐的反应，一旦身体出现疾病，指甲就会率先显露征象。

指甲从外形上可以分作圆形指甲、四方形指甲、短指甲、长指甲。指甲从纹理上可以分作，有明显横线纹的指甲，有强烈纵线纹的指甲，凹凸不平向上生长的指甲，有波纹及白色斑点的指甲等。从指甲的性质上来说，也因为形状不同而有很大区别。通常指甲上有很深的沟纹横断时，则表明出现疾病。

古人认为，指甲质地坚韧透明，甲床气血丰富，人体脏腑生理、病理变化信息，能在甲面上显示出来。《素问·痿论》说："肝热者指甲色苍而爪枯"，《灵枢·二十五人篇》说："感于寒湿，则善痹骨痛爪枯也。"华佗《中藏经》说："手足爪甲肉，黑色青者死。"传统壮族医生把诊察指甲作为普遍运用的常规诊察手段，并将指甲形态、特征区分为二十八种甲象，作为辨证标准。他们认为，人体气血以指甲部位最密集，按照经络理论，指甲周缘是经穴脉络交错之区，与躯体脏腑气血密切联系，休戚相关，人体脏腑虚实，气血盛衰，邪正进退，均能引起甲象变化，某些疑难病症在甲症合参之际，有时还要"舍症从甲"，诊甲辨证的重要性由此可见一斑。

指甲的基本形状虽然不会变，但是指甲的形态和颜色，包括甲床的颜色是会改变的。我们可以通过观察疾病早期变化在指甲的客观反映，判断疾病，预知病势的发展，从而加以防范。

如何通过指甲诊病

（1）指甲划分法

指甲甲板的五个分区（图1-22）：

①甲端区（上区）：指甲前端部位，即甲游离边缘的一侧。

②甲根区（下区）：指甲半月弧部位。

③甲桡侧区（左区）：指甲靠在拇指一侧边。

④甲尺侧区（右区）：指甲靠小指一侧边。

⑤甲中央区（中区）：上述四区所包围的甲板中央部。

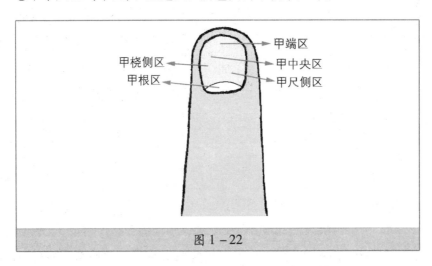

图1-22

（2）血气符号

血气符号是指血气在指甲上表现的位置、形态和色泽。血气符号是按一定形式和规律反映脏腑器官的某些病变或病变程度的，是指甲诊病的根基。血气符号的形态一般可分为圆形、半圆形、椭圆形、月牙形、条形、钩形、八字形、三角形、锥形、哑铃形、点形、线形、片形、棒形、云雾形、波浪形等。当然，每一种形状也并非绝对一致，相同形状之间也有差异。一般而言，疾病不同，其符号的形状也不同，但有时也有不同疾病出现相同或相近的符号，应注意加以辨认。

除了疾病种类不同，其符号不同之外，还有符号色泽的变化。符号色泽，即脏腑气血的外在表现，色泽主要反映病变程度和病情变化。色是指有红、淡红、紫红、紫黑、黑、黄、淡黄、白、灰、紫色。泽是指荣润、鲜明、晦暗等情况。另外，符号在指甲上的位置也很重要，其种疾病反映在指甲上的位置比较稳定、相对固定。疾病不同，其符号的位置也不同。

（3）疾病符号的分布及其意义

据《外科证治全书》记载：拇指属肺，食指属大肠，中指属心包络脉，无名指属三焦，小指内侧属心，外侧属小肠。但从临床观察，各指指甲所反映的病症范围，与各有关经脉的主要证候却有异有同。根据现有研究资料，将各种病症在指甲上的反映加以综合、归纳，发现不同的脏腑器官病症在10个指甲上的分布有着相对较为集中的趋势，部分病症反映在指甲上的区域位置基本保持固定不变。因此，可以得出如下结论，即脏腑的各种病变在指甲上的反应有明显的规律性，具有普遍的指导意义。

①拇指指甲所反映的病症。拇指指端主要为手太阴肺经循行，手阳明大肠经由偏历别出后与之联络。

手太阴肺经属肺，络于大肠；体表循行始于锁骨外端下方的中府，沿上肢屈侧面桡侧下行，止于拇指桡侧指甲角后的少商穴。

拇指指甲主要反映头颈部病症，包括颅脑、眼、耳、鼻、咽喉、口腔以及颈部。两手拇指指甲相同，但其位置相反。其常见的病症有上呼吸道感染、头痛（偏头痛）、鼻炎、鼻窦炎、鼻息肉、咽喉炎、扁桃体炎、口腔炎、牙周炎、龋齿、中耳炎、视力减退、颈淋巴结肿大、脑肿瘤等。

②食指指甲所反映的病症。食指指端主要为手阳明大肠经所循行。该经在机体内属大肠，络于肺。体表循行始于食指桡侧指甲角后的商阳，沿上肢伸侧面的桡侧上行。而手太阴肺经之支脉，从列缺分出后，沿食指桡侧行至食指末端处，与上述手阳明大肠经相连接。

食指指甲主要反映上焦、上肢及部分咽喉部和中焦的病症。右食指指甲主要反映肺、气管、食管、乳房、胸背、手、肘、肩以及咽喉、颈部的病症。其常见病症有急、慢性支气管炎，支气管哮喘，肺炎，肺结核，肺气肿，胸膜炎，食管炎，食管癌，咽喉炎，乳腺瘤，颈椎以及胸椎肥大，手、肩等部位病症。左手食指指甲与右手食指指甲基本相同，但方向相反，且包括心的病症。其常见病症除与右食指指甲基本相同外，还可见于高血压症、低血压症，其位置与"心"区域基本一致。

③中指指甲所反映的病症。中指指端主要为手厥阴心包经所循行，手少阳三焦经由外关与之联络。手厥阴心包经体内属于心包，络于上、中、下三焦，经脉通过横膈；体表循行其支脉起于天池，沿胸部上行至腋窝后，再沿上臂、前臂下行进入手掌，止于中指末端的中冲。

中指指甲主要反映中焦及部分上、下焦病症。右中指指甲主要反映胃、十二指肠、横膈膜、肝、胰、肾、肺，以及胸、腰、大肠等病变。其常见病症有胃痛，慢性胃炎，胃、十二指肠球部溃疡，幽门与贲门病症，横膈膜炎，肋膜炎，肝肿大，肾脏病症等。左中指指甲，除还包括"心"外，其余基本与右中指指甲相同，但方向相反。其常见病症有冠心病、风湿性心脏病、心肌炎、心动过速、期前收缩（早搏）、主动脉硬化、左心室扩大等心血管病症，以及胃炎、胰腺炎、糖尿病等。

④无名指指甲所反映的病症。无名指指端主要为手少阳三焦经所循行。该经体内属于三焦，络于心包；体表循行始于无名指桡侧指甲角旁的关冲，沿上肢伸侧面的正中上行。而手厥阴心包经之支脉在掌中别出后，亦至无名指桡侧与上述手少阳三焦经相连接。

无名指指甲主要反映下焦部分以及部分中焦的病症。右手无名指指甲，主要反映肝、胆、胰、肾、大小肠、膀胱、生殖器官以及膝、腰部等的病变。其常见病症有肝炎、肝硬化、转氨酶升高、胆囊炎、胰腺炎、结肠炎、肾炎、风湿性关节炎、腰椎骨质增生（腰椎退行性变）以及子宫、肛门等病症。

左手无名指指甲，主要反映脾、胰、子宫、尿道、输卵管、外阴、肛门等部位的病变。其常见病症有脾大、胰腺炎、肾炎、输卵管炎、直肠炎等，以及子宫、尿道、前列腺、外阴、肛门等病症。

⑤小指指甲所反映的病症。其小指指端为手少阴心经与手太阳小肠经所循行。前者体内属心，络于小肠；体表循行起于极泉，沿上臂、前臂下行，进入手掌，止于小指指端桡侧的少冲。后者体内属小肠，而络于心；体表循行起于小指指端尺侧的少泽，沿手臂伸侧面的尺侧上行，由支正别走少阴经。

小指指甲多数只反映膝以下的病症，如跟骨、跖骨等部位的病症。这与上述经络对应证治明显不一致。有时也见前列腺等病症在小指指甲上得以反映。

（4）观指甲诊病的方法

被检查者应洗净指甲（甲沟、甲面、甲前缘）的污垢，有染甲者要洗除颜色，但不能刮除，可用酒精棉球、新洁尔灭或盐水棉球擦拭。

观甲诊病最好是在自然光照下进行，令受检查者的手自然平放在桌上，掌心朝下，五指指甲面朝上，检查者的眼睛距离指甲一尺左右进行认真细致的观察。

观察内容包括甲板、甲半月弧、甲床、甲沟褶等，注意指甲的色泽、厚薄、凹凸、斑块、线条等形态气色改变。

①甲板：注意其透明度、何种颜色、润泽情况、大小厚薄、扁平凹凸、软硬韧脆、光滑或粗糙等。

②甲半月弧：观察其大小、色泽的变化。

③甲床：以指按甲板，能透过甲质层，检查甲床的形态、斑纹、淤点色泽及络脉等动态。

④甲沟褶：观察皱褶的形态、色泽、络脉的动态以及甲板结合是否规整，有无缺陷等。

从指甲外形看身体状况 ⊸

（1）正常指甲

略呈长方形，在指甲面上会有表浅的纹路，指甲的长度通常相当于各指第一指节的一半左右，宽度适宜，指甲面上的纹路很细，微有弹性而略厚韧。颜色为淡红色，但可因气候、季节、地域、职业等的不同而有所改变。指甲外形、色泽与韧度符合上述标准的，说明健康状况良好。如果指甲长度超过第一指节的1/2，一般提示体质较弱，精力不济，特别是呼吸系统功能较差。

（2）短方指甲

指甲短而方的人，心理活跃，性格外向，精力充沛，理解力强，好奇心重，有持久力，喜打抱不平。缺点是脾气暴躁，易患心脏疾病（图1-23）。

（3）特大指甲

指甲特大的人，心理拘谨，性格内向，易患抑郁症。指甲宽大、手指细小的人，提示呼吸系统功能弱，可能有咽喉、气管、肺部疾患。如果是小儿往往有支气管哮喘（图1-24）。

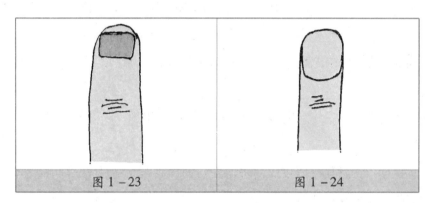

| 图1-23 | 图1-24 |

（4）坚硬指甲

指甲坚硬，心理偏执，个性顽固。

（5）弯曲指甲

若指甲向下弯曲，即指甲稍长时向着手心的方向弯曲，又称钩甲，如鸟爪状，甲板多数肥厚、变形，呈褐色，甲面凹凸不平，无光泽，常提示内分泌失调或循环系统功能障碍，气滞、瘀血、风痹、筋挛等（图1－25）。

（6）三角形指甲

指甲呈三角形，即指甲尖部面积大而根部面积小，提示易患心脏及脑脊髓疾病。如果指甲的颜色呈惨白或暗黄色，表示疾病正在发作（图1－26）。

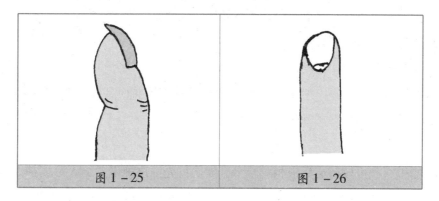

图1－25　　　　　　　　图1－26

（7）甲身萎缩

甲身萎缩，多见于营养障碍，或神经感觉过敏的人（图1－27）。

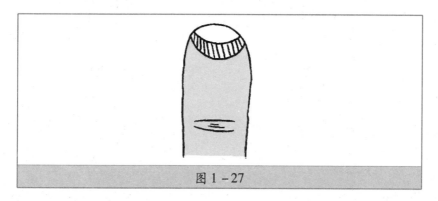

图1－27

（8）甲身宽阔而短

甲身宽阔而短，提示心脏衰弱，易患知觉麻痹症，且易患腹部及腹部以下部位疾病。如果指尖端平整而嵌到肉中，其人易患神经痛、风湿病。如果是妇女，则易患子宫、卵巢病变；如缺乏光泽，易患不孕症。如果是男性易患不育症。

(9) 甲身呈橄榄形

甲身呈两头小中间大的橄榄形，提示心血管系统有疾病，或易患脊髓病变（图1-28）。

(10) 甲身如圆筒

甲身附着指端，其形如筒，提示易患某种肿瘤。

(11) 甲身呈平板状

甲身平坦，毫无弧度，如一块平板贴在指端上，这种甲形的人，心理欠平衡，遇事缺乏主见，对疾病的抵抗力相当低，体弱而多病。不过，这种指甲亦多见于长期从事接触化学品工作的人。

(12) 甲身如贝壳

指甲板前极较阔而后极相对较窄，如同贝壳。这种甲形的人每多神经质，体力不足，易患中风，即脑血管意外，同时也易患脊髓疾病（图1-29）。

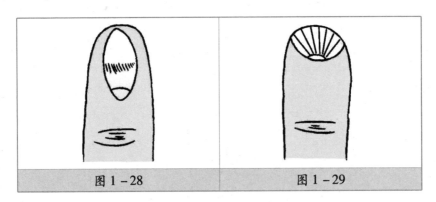

| 图1-28 | 图1-29 |

(13) 长形甲身

甲身呈长形之人，身体欠结实，喜静默，性情温和，处事多缓和而稳定，倾向于幻想，逃避现实，喜艺术。一般多发生于呼吸系统功能较差的人，亦见于末梢循环障碍者。如果长到一定程度，并兼甲身颜色暗淡、甲板表面纵纹明显者，提示有较严重的呼吸系统疾病。

(14) 甲如汤匙

指甲板覆盖如汤匙，往往与鼓槌指相结合。这种甲形的人易患肺结核（图1-30）。

（15）甲板两边深入指肉

指甲两边深入指肉，中间肌肉隆起。该种甲形的人多性格激烈，情绪兴奋，易患失眠症，有过度神经质，充满焦虑和烦恼。为人亦较固执，易发怒（图1－31）。

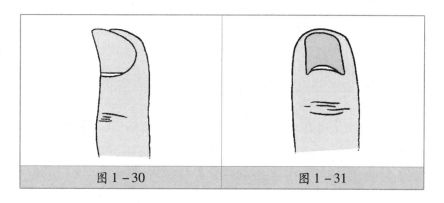

| 图1－30 | 图1－31 |

观指甲色诊病

● 十指甲前端有片状红带出现，提示胰腺炎。临床观察发现，有些胰腺患者的中指指甲还可以出现不规则的紫色斑块（图1－32）。

● 若中指甲面一侧有几条异色中断线，询问在未患感冒时，大拇指白色甲半月发红，有时上腹左侧或肚脐周围有钝痛，提示患有慢性胰腺炎（图1－33）。

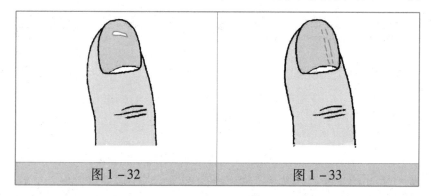

| 图1－32 | 图1－33 |

● 十指甲甲面沿下有一条细鲜红线，提示患肠胃炎或头痛、神经衰弱（图1－34）。

● 十指甲甲面沿下有一条较宽的鲜红色线，提示患结肠炎、腹泻(图1-35)。

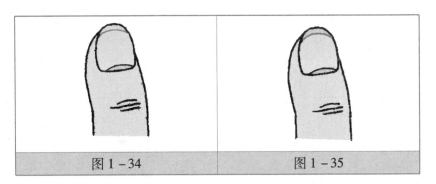

图1-34　　　　　　　　　图1-35

● 大拇指指甲甲面变色部位几乎占全甲的1/2，呈红色，白色甲半月又有鲜红色斑块，提示患慢性咽炎、扁桃体炎，因感冒而引起急性发作（图1-36）。

● 十指甲呈绿色，提示可能为做工时染料所致。

● 十指甲呈白色，提示贫血、营养不良。若长期全甲面为白色，可能为遗传体质所致（图1-37）。

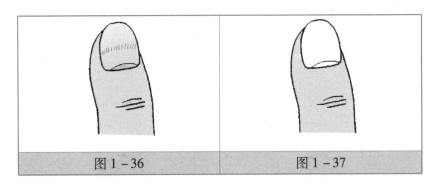

图1-36　　　　　　　　　图1-37

● 大拇指指甲面出现一条不凸起的纵黑线纹，提示甘油三酯高，血黏度高，为脑动脉硬化信号。若儿童有此线，临床验证为大脑记忆力减退。临床调查发现，此类儿童均肥胖，平时最爱吃包装华丽、口感好的不健康食品（图1-38）。

● 十指甲甲面干巴无光泽，如干木样色泽，提示患恶性肿瘤，已到中晚期（图1-39）。

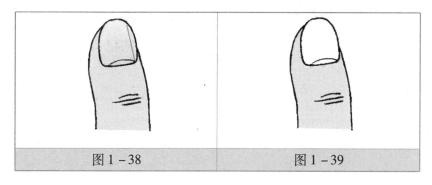

图 1 - 38　　　　　　图 1 - 39

● 十指指甲面白色，甲半月处出现有纵黑色露苗小线向上放射，提示已患恶性病变。如果是妇女性，临床多见妇科肿瘤（图 1 - 40）。

● 十指甲甲面干巴呈灰色，甲面下又有数朵小黑斑点者，提示患恶性病变，已到中晚期（图 1 - 41）。

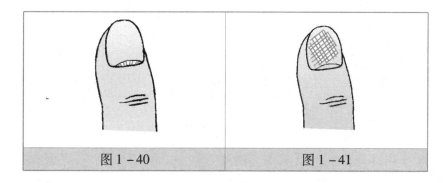

图 1 - 40　　　　　　图 1 - 41

● 一个指甲或几个手指指甲丑陋，发朽木样灰色，甲下挖空，为甲癣，也称灰指甲。甲癣影响美观也难治，治疗费用也高，内服药物易伤胃损肝肾。现介绍一种治甲癣效果理想的简便方法：川楝子 15 克，白芥子 5 克，硫酸铜 9 克，食用红醋 50 克浸泡两天后起用。每次用棉签蘸药水涂在甲癣上，涂药前需用刀片刮去指甲角质层，以不渗血为度，每日 2～3 次，反复涂药即可。病愈后必须坚持涂药一段时间，以维持疗效（图 1 - 42）。

● 十指甲呈青黑色，提示此人体内有严重的瘀血阻滞，车祸及其他外伤患者常常可以看到青黑色指甲（图 1 - 43）。

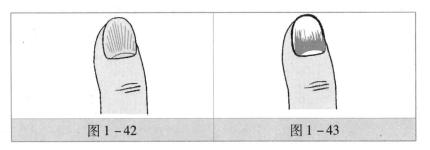

| 图1-42 | 图1-43 |

● 十指甲皮带紧缩，皮囊处呈咖啡色，并生有肉倒刺，提示近期心火、胃火旺盛，心脏神经官能症（图1-44）。

● 多数指甲甲面中央发白色，提示患胃病（图1-45）。

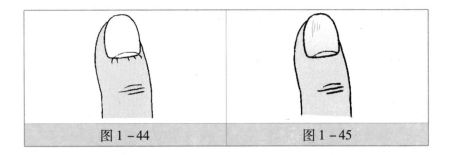

| 图1-44 | 图1-45 |

● 十指甲甲面呈黄色，提示患有肝、胃或子宫疾病（图1-46）。

● 十指甲发蓝色，提示心脏功能障碍，在临床上其人双唇也发紫蓝色。

● 若小指指甲面有一块白色斑块，小指皮囊发红变肿，提示患有泌尿系统结石（图1-47）。

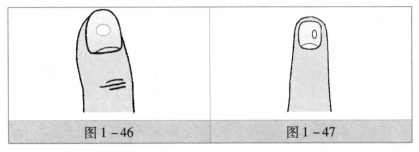

| 图1-46 | 图1-47 |

● 十指甲甲面均出现白色点状，提示近期消化功能异常（图1-48）。

● 食指甲面有一条不凸起的黑色纵线纹，提示患有慢性支气管炎（图1-49）。

● 青年女性若十指甲周甲墙皮色短时间充血发红色，多提示正在月经期或月经量多。若男性或者未在月经期的女性出现甲墙皮色发红，应询问此人腹痛的具体位置，提示可能其脏腑有内出血。

● 多数指甲面中央若出现有乌云状黑斑，提示肝脏恶性病变（图1-50）。

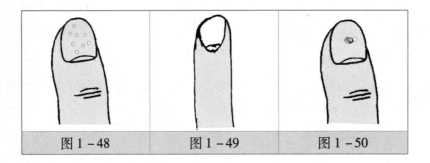

| 图1-48 | 图1-49 | 图1-50 |

● 十指甲发青，多见于心血管病、急腹症或其他危及生命的急症。如果一位孕妇十指甲短时间发青，建议尽快去医院检查胎儿是否健康。

指甲横纹与纵纹代表的意思

（1）观指甲的横纹

指甲有横纹是消化系统有问题。

①横纹多且细者，多见于长期慢性消化系统疾病。饮食稍不注意，就会出现腹痛、便溏、泄泻等慢性结肠炎症状（图1-51）。

②横纹深粗者，表示有较严重的肠胃疾病，必须及时去医院进行治疗（图1-52）。

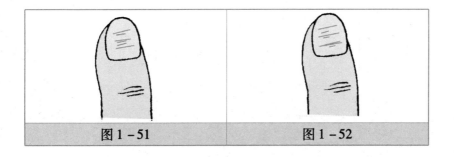

| 图1-51 | 图1-52 |

同时，横纹的位置根据指甲的生长速度有半年一换的特点，如果长到指甲的一半有横纹，则说明大约三个月前曾经有过1次肠胃炎。

横纹越深说明胃肠疾病越严重。一般来说，横纹又细又多，多提示慢性肠胃疾病；横纹深粗，多提示急性肠胃疾病，或乳腺增生。此外，维生素A、维生素B族缺乏症、长期肝病患者，也有这种横纹出现。横纹凸起则提示心脏有问题。

（2）观指甲纵纹

指甲甲板上有数条明显纵纹形成嵴形，称之为纵嵴，提示长期神经衰弱、机体衰老（图1-53）。

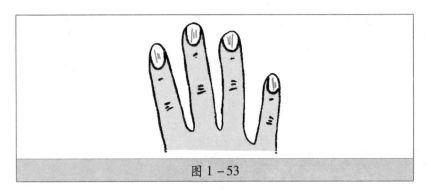

图 1 - 53

①神经衰弱，长期失眠，多梦，易醒，难入睡。

②消耗性疾病，体力透支（如身心疲劳综合征）。

③免疫功能差，容易感冒及反复感冒。

④如果纵纹特别明显，往往是一种病理性纵纹，说明身体曾经有过大的疾病或伤害（图1-54）。

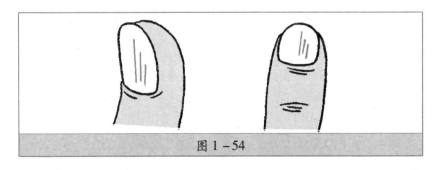

图 1 - 54

⑤指甲内的甲床出现黑色纵纹时，要特别留意，这是肝、肾功能衰弱、毒素积存的征兆，肝、肾具有排泄体内废物的解毒作用，当肝、肾功能衰弱时，体内的废物便无法排出体外。因环境污染、饮食污染、食物含农药重金属过多，肿瘤患者化疗后等药物毒素蓄积过多或一次严重的肠胃炎泄泻后，往往在甲板内形成黑色纵纹（图1-55）。

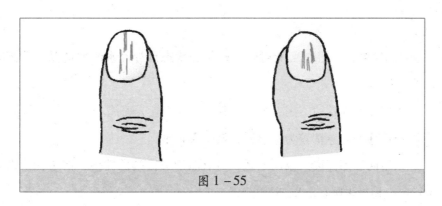

图1-55

指甲斑点与健康

不管是哪个指甲，出现黑斑点，都就提示易出现脑血管意外。右手出现是左脑的问题，左手出现则是右脑的问题。

如果是出现白斑点，则提示有消化不良和长期乙肝身体透支的症状。如果是成人则多提示肝功能代谢或受损，特别是乙肝慢性病人常见这种点状白斑，这种人一定要少喝酒；如果是小孩多提示肠胃积滞消化不良、生虫或缺钙。如果是习惯性便秘，长期造成肠胃积滞也会出现点状白斑。

甲上斑点，如果颜色出现红的、紫的甚至黑的，一般提示大脑有问题。如果是红、紫，一般提示睡眠不好、头脑不清、多梦、脑动脉硬化；如果是紫黑色的话，则说明头晕、头痛甚至大脑里生了肿瘤。

指甲上方即指尖处有红线，说明有与大脑有关的问题，阴阳失调，寒热夹杂，失眠多梦，头脑不清，甚至头晕、头痛，容易神经衰弱。这个红线也提示容易上火。

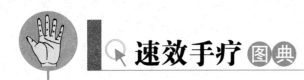
按压指甲3秒钟，一放马上就红，说明血液循环好，若慢说明血循环不好，内脏机能有问题。甲床下如有"小红花"样微红凝滞，表示体内有肝郁气滞，慢性乙肝病人常见无名指有这种郁滞的状况，这种人最好不要喝酒。

指甲厚度与健康

指甲的厚度在一定程度上可以反映精神状态与神经系统的情况。下例情况可供参考：

● 指甲厚的人性情悠闲、意志坚强，但反应较为迟钝。

● 指甲薄的人感情较为敏感，容易想入非非。

● 指甲两湍深深嵌入指肉中者，具有激烈或极端的性格，情绪容易兴奋也难稳定，易患失眠症和歇斯底里症。

● 指甲薄而脆的人大多有贫血、慢性消耗性疾病、体弱和内分泌功能失调。

● 指甲肥厚增大，质地坚硬如石，色泽欠润泽者和甲板上有纵向或横向线者，表示有长期情志不畅、肝气郁结，多易急躁爱生闲气、心烦气急、胸脘胀满、口苦头眩。

观察指甲半月诊断疾病

甲半月又称甲白环、甲印，是指从甲根部长出的一个半月形、色白如玉、未充分角化的甲。根据甲半月的形状，大小以及甲半月指数的多少，可对病症做出判断。

健康人的甲半月手指数目为8~10个。甲半月正常，提示身体健康，尤其是血液循环功能健全，肠道吸收良好。但也不能只凭甲半月未变，就认为身体一切正常。

出现甲半月的手指数目为9~10个，甲半月超过甲床长度的1/5或以上，属于热性体质。这提示身体素质较好，脏腑功能强盛；病理状况下则提示阳气亢盛，易上火，夏季怕热，大便燥结。若甲半月超过甲床长度的1/3，提示肠道吸收功能过强，血压偏高，有脑出血的危险。

出现甲半月的手指数目少于8个，甲半月长度少于甲床长度的1/5，属于寒性体质。提示先天体质较差，小病不断。若仅见1或2个手指有甲半月，则提示身体状况很差，肠胃功能欠佳，经常腹泻且不易痊愈；老年人常见尿频或淋漓不断，女性表现为痛经、经期腰背酸痛等。若十指都没有甲半月，提示心脏循环系统功能低下。

热性体质与寒性体质之间的即为过渡性体质。过渡性体质者平时要注意保护身体，若饮食不当，起居无定时，劳力过度，会使原来健康的身体逐渐亏乏，阴阳气血失调。该体质者既表现出寒象，又表现出热象。如食欲较好，却不喜冷饮。上焦有火，呈现五心烦热、午后低热、口干唇红等症状；而下焦有寒，见腰膝酸冷、遗精带下、腹胀泄泻等症状。

甲半月的数目不是一成不变的，可以相互转化，但主要是热性体质向寒性体质的转化，热性体质者的甲半月边界逐渐模糊，颜色逐渐接近甲床的颜色。过渡性体质最终会发展成10个手指都没有甲半月。

各指甲半月的含义

（1）拇指甲半月——关联肺脾

拇指甲半月呈粉红色，提示胰腺功能不良，身体容易疲倦，容易感冒，严重者会出现糖尿病。甲半月呈粉红色是本身还没有感到任何异常前的警告。

（2）食指甲半月——关联胃肠

食指与肠胃关系密切，当食指甲半月呈粉红色时，提示胃肠消化吸收不良，食欲减退。

（3）中指甲半月——关联精神

中指与心包经关联，若此甲半月呈粉色，则提示精神状况不稳定，或过于紧张劳累，易出现头昏，思路不清楚，失眠多梦。

（4）无名指甲半月——关联内分泌

无名指甲半月呈粉红色，表示运行于无名指的三焦经发生异常，提示阴阳失调，会因寒或热引起血液循环不良，体质下降。

（5）小指甲半月——关联心肾

当心脏血液循环不良、内脏功能异常时，通常会出现某些自觉症状。但是心脏疾病却少有自觉症状。因此，大部分心脏病患者早期都不能自知，直到病情恶化时，才猛然发现，因此常有人因心脏病猝死。所以，应当经常观察小指半月的情况，以便了解心脏的功能状态，如果小指出现特别粉红应提高警惕。

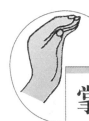

第二章

掌纹诊病，深藏在脉络里的学问

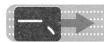

一、掌丘中透露的疾病

掌丘的定义与分类

　　掌丘又称"掌心峰"，是在手掌上凸出或隆起的肉垫，因这些肉垫，形似小山，故称为丘或陵。

　　一般来说，丘关系着"能"，纹关系着"智"（包括大脑中枢神经）。

　　《黄帝内经》说："足受血而能步，掌受血而能握，指受血而能摄。"因此手掌上血液的濡养良好，则能量充足掌丘发达，掌色粉红润泽。所以望诊手掌丘是重要的辅助诊断。

　　掌丘其实就是人体神经末端的集中点，一个人的身体如出现病症，就会在丘穴的部位显现出异样的斑点来。这种斑点呈星状纹，纹路杂乱无章。通常手指根部的丘穴呈圆形。掌丘在手纹诊病中的重要性并不亚于手纹线。察看丘穴时，应该记住勿必仔细观察丘穴的颜色以及凸起的情况是否出现了异常。如果出现了异常现象，则表明健康出现了问题。

　　掌丘是由起伏于掌心周围的九个丘与中央的火星平原组成。根据我国古代的"阴阳五行说"，可将掌丘分为九丘一平原：

● 仰起手掌，手心向上，手掌背朝下，手指平伸，大鱼际靠近虎口部位，称为第一火星丘。

● 靠近掌根侧部位，称为金星丘。

● 食指根下部位，称为木星丘。

● 中指根下部位，称为土星丘。

● 无名指根下部位，称为太阳丘。

● 小指根下部位，称为水星丘。

● 小鱼际靠近水星丘侧，称为第二火星丘。

● 靠近掌根侧，称为月丘。

● 掌根部位正中位置处，称为地丘。

● 掌心部位，称为火星平原。

第一火星丘

此丘位于大鱼际曲线起点之下，拇指根头，此丘心理学意义提示胆略、勇气与精神状况。

第一火星丘（积极火星丘，又名下火星丘），在木星丘和金星丘的中间部分，在中国手相学上位于震位（图2-1）。

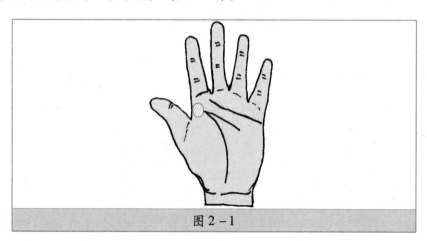

图2-1

● 第一火星丘隆起的人，大多数身体强壮、威武有力、勇敢异常、积极进取，可以说是天生的战斗者，很多有名的军人和将领，都是属于火星丘隆起的人。

● 如果第一火星丘低陷时，提示胆怯、畏羞、没有进取心、做事犹豫不决、决而不行，对任何事情都提不起兴趣和精神去做，即使机会来临，也不敢去把握和利用，因此往往会失去良机，成功的机会很少。

● 如果该处纹理比较散乱，提示易得泌尿、生殖系统病症。

● 如果该处苍白而无力，肌肉坚硬或薄弱，为生命线包围之区域狭窄，提示易得生殖功能失调症以及内分泌功能失调症。

● 如果该处纹理散乱不很整齐，且多呈毛状线、交叉、星纹等，提示易致精神高度紧张，生活规律失调，易得神经症。

金星丘

此丘位于拇指根的下面，即大曲线包围区内最高大的部分，以阔大、高耸、明润而又富弹性为佳。此丘显示人的精力与活力，提示爱情与健康（图2-2）。

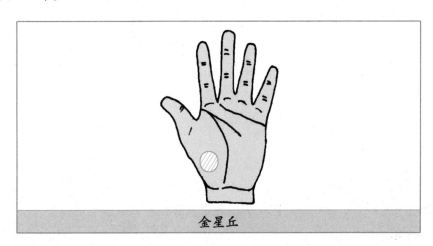

金星丘

● 金星丘过度发达，主活力充沛、性感、情欲旺炽、淫乱、对爱情虚伪、自私；如果是女性，主卖弄风情之类。

● 如果金星丘低陷、平坦，同时生命线太接近拇指，使金星丘所应占的部分太过狭窄而细小时，提示缺乏活力、爱情冷淡、无同情心、自视过高、性机能薄弱，倘若是妇女，为不孕象征之一。

● 如果该处下方出现如乌云一般之青黑色，提示消化系统功能较差。

● 如果该处出现羽毛状纹，提示易出现神经、精神方面的病变。

● 如果该处出现眼形纹线，其纹线横向与生命线相接触时，提示曾因遭遇某种不幸，对生活丧失信心，甚至悲观厌世。

● 如果该处出现青筋浮起，且位置低陷、明显薄而无肉的，提示脾胃功能欠佳。

● 如果该处纹理散乱、皮肤粗糙而有椭圆形暗色出现的，提示脾胃功能欠佳或得了胃病。

● 如果该处凸出、隆起，但肉软光润的，提示脾胃受纳运化功能良好；相反，若不隆起、不发达的，提示易患冷感症。

木星丘

木星丘是指食指根部后面的隆起部分，主宰着权力欲、独立性强、支配欲望重、自尊心强、重尊严、爱名誉、对宗教有兴趣、有慈悲心、责任感重。如果此处出现杂乱无章的纹路，表示身体患有高血压、脑溢血、肺结核等疾病（图2－3）。

此外，木星丘还可反映出消化器官的状况。木星丘部位呈浅灰黑色，提示身体肠胃功能有病变。在日常生活中，如果发现木星丘颜色不太正常，应引起注意，调整饮食习惯，不可过多食用生冷食物，以防寒气积聚于胃。除了饮食因素外，精神紧张或意气消沉等也会导致肠胃健康出现问题，从而在木星丘出现这种颜色。

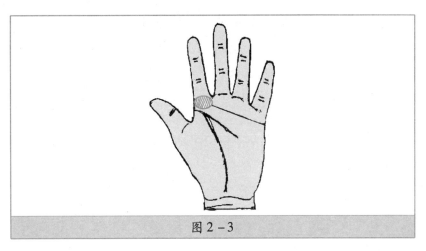

图 2 - 3

土星丘

土星丘是指中指根部后边隆起的部分，主宰行动力、性格、道义及运气（图 2 - 4）。

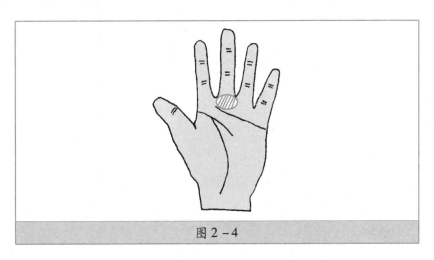

图 2 - 4

● 土星丘隆起：提示其人有智慧、忍耐力强、待人诚恳、处事小心、独立心强，好学、热爱研究、有组织能力，对数学计算方面有兴趣、喜爱宁静的郊外生活；此外对运动也感兴趣，也适宜从事农作、畜牧、园林、地产、矿务的工作。但是，若此丘过大，则主多愁善感。

● 土星丘低陷：主其人容易悲观、忧郁、沮丧、可守秘、喜稳居、迷信、宗教狂、感觉迟钝。若有星状纹，则提示为阴虚阳亢体质（若月丘也有星状纹，则提示易患中风）。

● 如果该处纹线散乱，其色发暗的，提示心脏功能欠佳。该处有一星状纹出现，或同时在月丘处也见有一星状纹的，提示到了一定年龄易得高血压，其发生脑卒中的可能性也会逐年增加。该处有数条细纹横切而过，且接近中指根部，提示胸部有病变。

太阳丘

太阳丘是指无名指根部后边隆起的部分，主宰名誉、才干和社交上的成就（图2-5）。

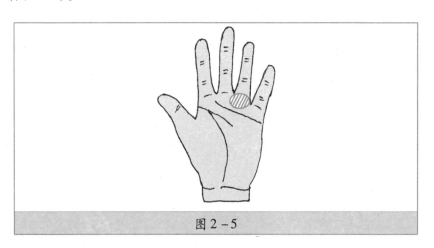

图2-5

● 太阳丘发达之人富有个性与魅力，追求艺术，富有美感，心情开放，不计较小事。

● 太阳丘扁平不发达者，大多精神抑郁，审美感觉迟钝，缺乏审辨力，理解力薄弱，易悲观或神经质。

● 如果该处呈现枯叶色，面积较大，并伴健康线粗大的，提示易得乳腺癌。

● 如果该处纹线杂乱，提示易得神经衰弱、近视眼、动脉瘤等病症。

● 该处与感情线对应位置都出现岛纹，提示视力较差。

水星丘

水星丘是指小指根部后边隆起的部分，主宰思想、财运、智慧及事业（图2－6）。

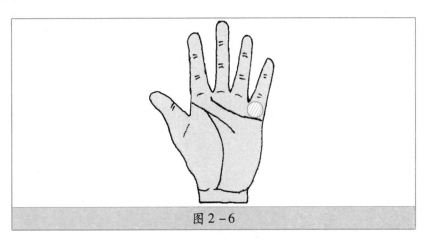

图2－6

● 水星丘发达之人，富有艺术、音乐、诗歌等方面的才华，如在女性，性格开朗，性激素充足；若在男性，肾气充足而平衡，语言中枢发达，有良好表达能力。

● 无论男女，此丘扁平不发达者，肾气均显不足，易患健忘症，在女性则有洁癖。

● 如果该处隆起，而色红润的，提示胃肠、泌尿、生殖系统功能正常，属健康状态。

● 如果该处位置低陷，筋浮骨露，肤色枯白而无血色的，提示生殖功能衰弱，会因宫寒而不孕。

● 如果该处纹线散乱，皮肤粗糙而颜色较暗的，提示大、小肠及泌尿功能较为薄弱。

第二火星丘

此丘的位置在小指根下横曲线起点,水星丘之下,月丘之上,恰与第一火星丘对峙。主宰着忍耐力、自制力、正义感。第二火星丘发达的人,其性质是与第一火星丘刚相反,它的特性为理智对待人和事不像第一火星丘的人易冲动和鲁莽,他们有道义、讲逻辑,不喜欢野蛮的举动并厌恶流血事件(图2-7)。

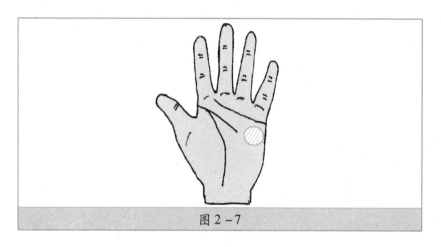

图2-7

第二火星丘适当发达的人,最宜为军人、外科医生、警察、消防员、救生员、机械工程员、冒险家等。

● 如果该处高耸隆起,皮肤色泽红润的,提示身体健康、正常。

● 如果该处出现"井"状纹线,且月丘部位也见出现"井"状纹线,提示大肠功能较为薄弱,易得腹泻、肠炎等病症。

● 如果该处有较重的横纹切过,或横纹又分叉出现支纹,或见有2~3条以上横切而过的,提示呼吸功能较为薄弱。

● 如果该处出现圆形纹线,提示易发生视力障碍性病症。

● 如果该处数条直线纵切而下,提示呼吸功能欠佳,易得呼吸系统病症,如呼吸道感染等病症。

● 如果该处位置低陷,筋浮骨露,肤色较为枯白,提示易得呼吸系统感染、慢性阻塞性肺气肿等病症。

● 如果该处纹理散乱，皮肤粗糙而色较暗的，提示呼吸功能较为薄弱。

月　丘

月丘又称太阴丘，在小指向下掌边最底的部分，即第二火星丘下至手颈腕线的位置。月丘主掌想象力、信仰、浪漫精神（图2-8）。

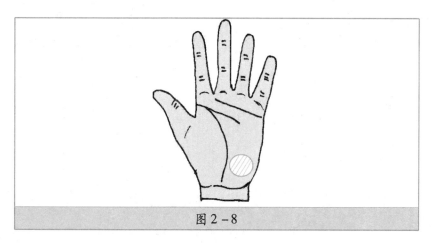

图2-8

● 月丘发达之人，情感敦厚，智商偏高，头脑灵活，性情温和，具有浪漫主义倾向，富有创造才能，喜欢神秘事物。其缺点是容易脱离现实，流于幻想，缺乏毅力。

● 如果双手月丘都不发达，则提示创造力与想象力均感不足，个性沉郁，情绪不稳定，体力易有早衰现象，心理容易悲观。

● 如果该处隆起凸出，其色呈鲜艳改变的，提示心理健康，情绪稳定。

● 如果该处位置低陷，筋浮骨露，肤色枯白的，提示呼吸系统较为薄弱，易得呼吸系统病症。

● 如果该处下方出现星状纹，提示易得泌尿系统病症。尤其是中年以上，易得糖尿病。

● 如果该处中央部位或下方出现纵横纹，并构成散乱的格子纹，提示易得肾病或糖尿病；对于女性来说，则提示易得生殖系统方面的病症，特别是子宫方面的病症。

● 如果该处出现零星黑点，提示消化功能欠佳，易得消化系统方面的病症。

● 如果该处纹理散乱，皮肤粗糙而色灰暗，提示七情郁滞，易得神经症。

● 第二火星丘至月丘均呈暗红色，提示易得脑卒中。

地　丘

地丘又称海皇丘，在手掌的底部，是发展的原动力所在，主宰健康、生殖能力、性能力、持久力等（图2-9）。

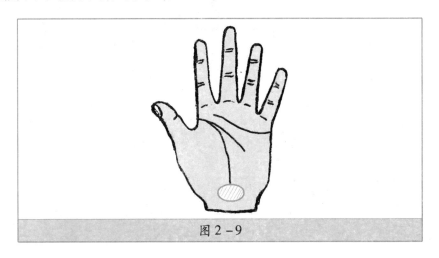

图2-9

● 地丘上有旅行线（从生命线底部分横过地丘至月丘）表示喜欢到处云游，会远离家乡或居无定所，经常会搬家。

● 地丘发达，主忍耐力强，事业在外会受人帮助而有所作为，且健康良好，子女运亦很好。

● 地丘低陷、平坦，主健康不良，做事虎头蛇尾，没有持久力，在外会受到很多挫折，就算有旅行线，亦不宜经常远行。

● 如果该处隆起，且肌肉柔软而有光泽出现，提示泌尿、生殖系统功能良好。

● 如果该处位置低陷，青筋浮起，瘦薄而无肉层，提示内分泌、泌尿、生殖系统功能衰弱，容易出现病变。

● 生命线下方，有斜纹向地丘横切而断，提示生殖功能较为衰弱，或得了不孕（育）症。

● 如果该处纹理散乱的，提示遗传素质较差，或得了心血管方面的病症。

● 如果该处手颈纹散乱而不完整，提示肾功能不佳。

● 如果该处乱纹丛生，皮肤粗糙而色灰暗，提示幼年时期营养不良；体质薄弱，体力较差，成年之后做事易感疲劳。

火星平原

火星平原，由掌上各丘包围而成，在手掌中央洼下去的地方，包括方庭与三角庭，因两边都是火星丘，所以称火星平原，犹如地理上的盆地（图2－10）。

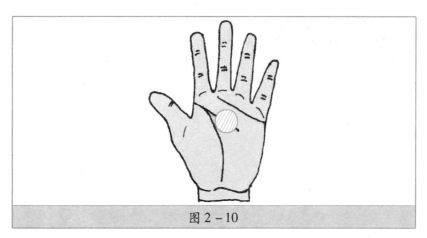

图2－10

● 火星平原较之周围相对洼下，但必须肉厚且有弹性，而且少杂纹者方能提示心理平和，体质结实，精力充沛。

● 火星平原过于隆起者（几乎与各丘齐平）表示性格倔强，自信心强，易独断专行，不为他人所左右。

● 火星平原太低弱无肉，表示精力不足。此处有青筋（静脉）呈现，色常泛青者，表示营养不良，诸虚不足。

● 火星平原为手纹汇集的部位，除了主要掌屈纹之外，如果出现细杂小线，则提示多疑、多虑，情绪不稳。

● 如果该处凹陷而周围肉堆拱起，其中纹理清晰可见的，提示身体正常、健康，情绪稳定，心情愉快。

● 掌心冰凉，掌色干枯而呈苍白时，提示循环、消化系统功能衰弱，内分泌功能低下，或火气不足，或脾肾阳虚，易得上述三大系统病症。

● 如果该处纹理散乱，多因七情干扰，心情忧郁，以至失眠，身体虚弱。特别是明堂部位出现气色青暗，提示近期即将发病。

二、 掌纹中透露的疾病

看生命线知生命力之强弱

生命线围绕着整个拇指，形成了一个独特的手纹区域。生命线代表一个人的寿命和健康状况，是一个人健康与寿命的"晴雨表"，生命线是手相的基础，甚至可以说是手纹中最为重要的一条纹线，应加以重视（图2-11）。

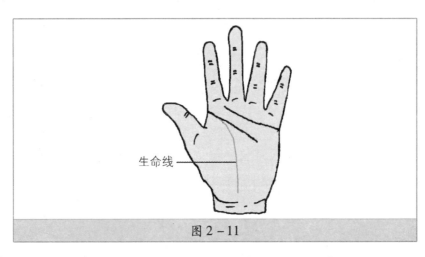

生命线

图2-11

（1）生命线的起点高低

①标准的生命线起点是在大拇指指根部的皮褶纹到食指指根部皮褶纹的中间1/2点上。这样的生命线一般标志着健康状况良好，身体抵抗力强，心态比较平衡（图2－12a）。

②生命线的起点偏高的人，提示其人胆气偏刚，富于决断，同时肝木亦偏旺，身体基本健康，容易发生高血压和胆道系统疾病（图2－12b）。

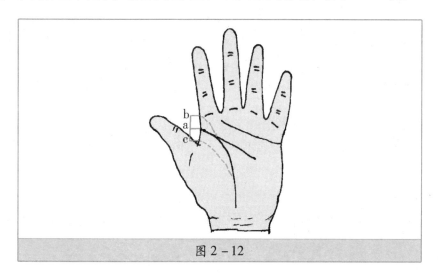

图 2－12

③生命线的起点偏低的人，提示其人欠缺活力，脾胃虚弱，容易发生肝气犯胃或胆汁反流性胃炎（图2－12c）。

（2）生命线的弧形大小

①生命线之弧形小，提示其人具有先天或后天整体素质不足，从小身体不佳，抵抗力和自我康复能力较弱，性功能相对较弱，经常大病不犯、小病不断，易发生低血压综合征、疲劳综合征（图2－13）。

②生命线之弧形大，越过手掌中央的直线，提示其人精力旺盛，不会感到疲劳，容易摆脱生活中的艰辛。不过，这样的人呈酸性体质，极易发生体力透支和突发性疾病（图2－14）。

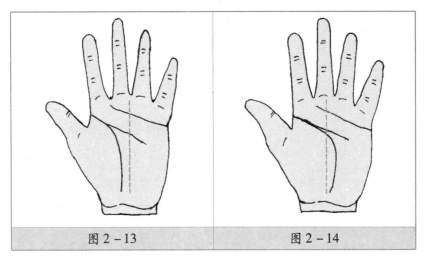

图 2 - 13   图 2 - 14

（3）生命线上的岛纹

①如果在食指及中指间下方的那一段生命线上出现岛纹，并且是连续的锁链状岛纹，一般来说，提示呼吸系统或消化系统出现了病变（图 2 - 15）。

②如果生命线沿金星丘呈弯曲状，并在中部至上部的一长段出现岛纹，则表明消化系统功能出现障碍。若平时暴饮暴食或过于偏食，也会出现这种岛纹（图 2 - 16）。

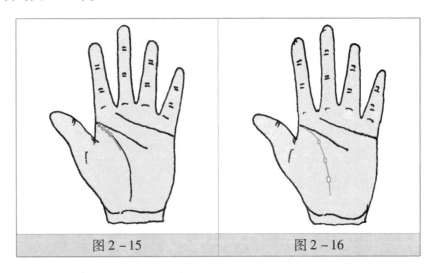

图 2 - 15   图 2 - 16

③如果生命线下部出现明显岛纹，则表示免疫力下降，体质变差，尤其要注意心脏和血液循环是否正常。

（5）生命线上的其他纹线

①如果在生命线上出现明显的横条纹，提示健康方面遇到阻碍，这段时期要注意身体，预防事故及意外（图2-17）。

②生命线下方出现鱼尾纹状较多的支线。说明熬夜过多，性生活过度，精力耗损过多，容易发生泌尿生殖系统疾病（图2-18）。

③如果生命线上出现很多支线纹，是患便秘的征兆（图2-19）。

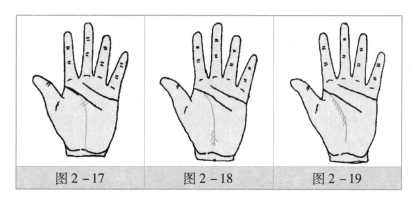

图2-17　　　　　图2-18　　　　　图2-19

（6）断开的生命线

①如果在肝区边缘的生命线断裂，则提示在相应的年龄段发生过肝脏的损伤，例如肝炎、各种中毒性肝损害等（图2-20）。

②如果在肾区的生命线发生断裂，则提示肾有损伤，如患有肾结石、肾积水等（图2-21）。

③如果在子宫区的生命线断裂，提示有妇科疾病，如患有妇科肿瘤等（图2-22）。

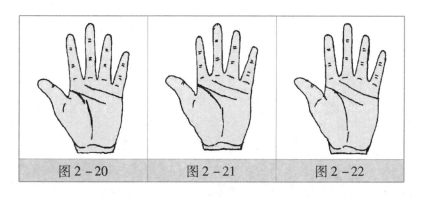

图2-20　　　　　图2-21　　　　　图2-22

(7) 生命线的流年图

生命线记载着一生的运势和健康状况，如果某一段发生变化（数字标注），则可以判断一个人活到这个年龄时，运势和健康状况也会发生改变（图2－23）。

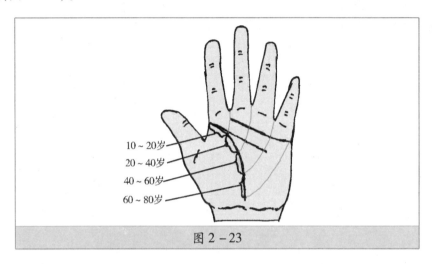

10～20岁
20～40岁
40～60岁
60～80岁

图2－23

看感情线知控制情绪的能力

感情线又称心线，三大主线之一。起点是从小指外侧往上走，抛物线状到食指和中指的交界下方。纹线深长、明晰、颜色红润、尾部比较细小（图2－24）。

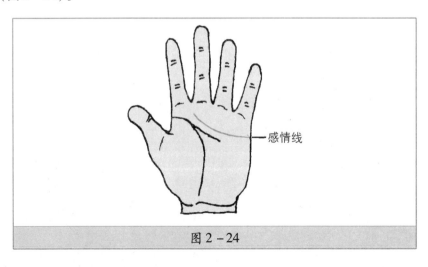

感情线

图2－24

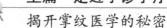

感情线不是单指男女之情，还包括了心情、情绪等"情感"。中医讲："得神者昌，失神者亡，乱神者病。"观察感情线可以寻找到引起神乱的各种病因。

一般人的感情线往往都有中断或扭曲的现象，它提醒人们，循环系统的功能欠佳。通过感情线来寻找病症的信息，应仔细观察感情线上出现的岛纹以及斑点等的变化和颜色，同时，还必综合须考虑到纹线本身的状态与其他纹线的关系。

(1) 感情线上的岛纹

①如果一个人感情线小指下起端有小岛纹，提示此人常常耳鸣（图2－25）。

②无名指下方的感情线出现了岛纹，提示此人易患青光眼、白内障等严重的眼科疾病。在手纹中，无名指主要是用于判断视觉中枢神经系统的健康状况。如果无名指下方的感情线出现了异常反应，那么首先就应该察看眼睛是否出现了疾患（图2－26）。

③在手纹中，中指是代表心脏的，如果中指下方的感情线上出现了岛纹，提示所患心脏类疾病可能非常严重，应即刻就医，不可耽误（图2－27）。

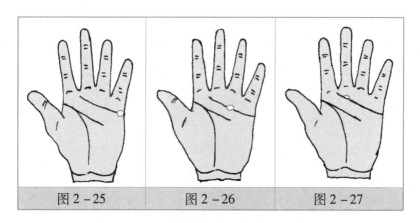

| 图2－25 | 图2－26 | 图2－27 |

(2) 感情线的形态

①弧度较大的感情线（图2－28a），提示做事多犹豫不决、经常神经抑郁、心理不平衡，易患心脾两虚、神经衰弱、失眠、多梦、慢性疲劳综合征。

②感情线过长（图2-28b）直达巽宫，提示易患胃肠植物神经功能紊乱。

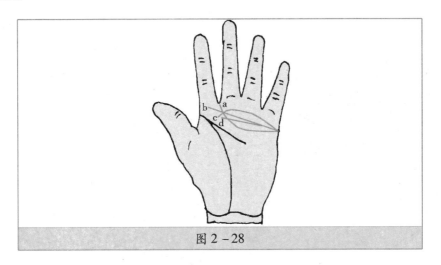

图2-28

③感情线呈下低垂的弧度（图2-28c），提示易发生高血压和脑血管疾病。

④感情线过于平直（图2-28d），表示此人性格直爽、感情激烈、做事追求效率，易患高血压和突发性的心脑血管疾病。

（3）感情线上出现羽状纹

①无名指和中指下方的感情线出现羽状纹（图2-29），提示呼吸系统功能薄弱，易患感冒、慢性支气管炎等。还要注意脑血管功能不良的现象，如头痛、头晕、记忆力下降等。如果整条感情线的下侧都有羽状纹，则提示易患支气管扩张、肺气肿等。

若羽状纹出现在感情线上侧，提示心肝火旺，长时间如此，晚年易患高血压和脑血管疾病。

②感情线始端羽状分支过多（图2-30）：提示生殖系统有炎症或功能下降。若感情线始端出现"十"字纹、"米"字纹或岛形纹，也是生殖系统功能下降的表现。

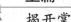

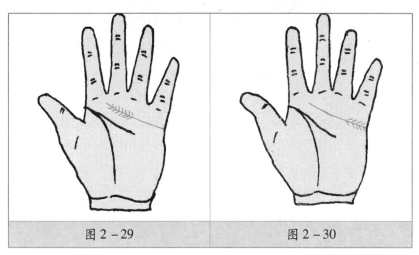

| 图 2 - 29 | 图 2 - 30 |

智慧线显示智力水平

智慧线又称头脑线，是手纹中的三大基本纹线之一。一般它的起点与大鱼际线在一起，纹线逐渐变细，终于小鱼际到无名指下垂直线处（图 2 - 31）。

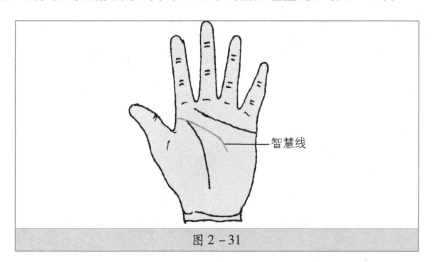

图 2 - 31

标准的智慧线，纹深而长，明晰不断，颜色红润弯曲呈优美的弓形，表示其人智商高，心理健康。此线向来被认为司掌智慧、脑力与神经系统。

智慧线所显示的疾病往往是在神经和精神方面，同时也涉及五官，以及智力水平等。由于每个人在先天秉赋、生活环境、工作条件、体质等方面都存在着不可避免的差异，以及生活中种种难以预料的意外事件容易对人的精神及心理有所冲击，因而智慧线所透露出的健康信息就显得非常有意义了。

（1）智慧线的长短

①智慧线过长。一般而言，智慧线长提示思维能力强，如果智慧线超出无名指以外，称之为智慧线过长，提示神经衰弱，工作压力过大，用心用脑过度，易发生疲劳综合征。如果是男性则提示患神经衰弱导致的性功能下降；如果是女性则提示有内分泌紊乱导致的精神障碍。心理学家还发现，智慧线过长的人性格内向，好钻牛角尖，易出现忧郁情绪（图2－32）。

②智慧线过短。没有超过中指中轴线，提示人体血管舒缩功能障碍，肝火盛，五官的感知能力迟钝。并且智慧线过短的人遇事犹豫不决、喜欢冒险、性急、固执，甚至近于粗鲁（图2－33）。

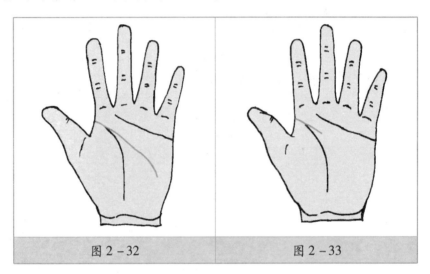

图2－32　　　　　　　图2－33

（2）智慧线上的岛纹

①如果在智慧线和生命线的起点处有连接的岛形纹，说明在幼年时出现过消化不良、营养不良（图2－34）。

②如果智慧线上的岛纹出现在中指、无名指的下端，提示心房、心室有病变，严重者可出现脑血管神经系统病变，岛形纹越大，表示疾病越严重（图2－35）。

③如果智慧线上末端出现大的岛纹，则提示精神压力过大，用脑过度而损伤心脑血管功能，还提示会出现脱发现象（图2－36）。

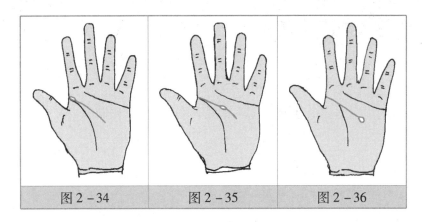

图2－34　　　　　图2－35　　　　　图2－36

④如果智慧线上出现两个以上的岛纹，则是精神疲惫的信号。有这种岛纹的人，往往天生就具有一种聚集精神压力的性格特点，而且这种压力不容易获得疏导，时常会郁积于胸，久而久之，则会加重胃及十二指肠的负担，导致溃疡病。

（3）智慧线上的其他纹线

①如果智慧线在中指与无名指之间垂直线上出现交叉，且分叉点靠近中指垂直线，提示心脏供血不足；分叉点靠近无名指垂直线的，提示经常神经性头痛或神经衰弱（图2－37）。

②如果智慧线有断裂，则提示除了有头痛，还有猝死的可能，应当加以注意（图2－38）。

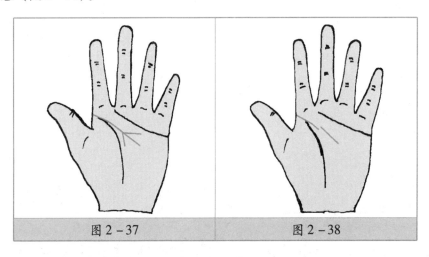

图2－37　　　　　　　　　图2－38

健康线显示不健康 ⊖

健康线起于大、小鱼际交界处（以不接触生命线为原则），斜行向小指方向（以不接触感情线为原则）（图2-39）。

健康线是人体健康状况的晴雨表，反映疾病的转归和预后。其实，人体真正处于健康状态时，健康线是不会出现的。而多数人的身体是处于不健康或亚健康状态，所以才会出现健康线。此线的清晰、深度与主线越一致，说明此人越不健康。

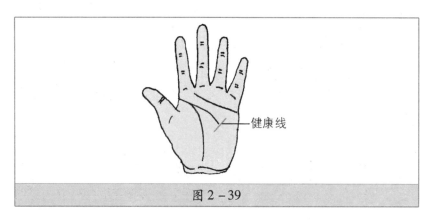

图2-39

（1）健康线过长

①如果健康线过长，切过感情线，提示免疫功能失调，并且影响到呼吸系统（图2-40）。

②如果健康线过长，切过生命线，说明人体自身的防御功能受到影响，容易患病（图2-41）。

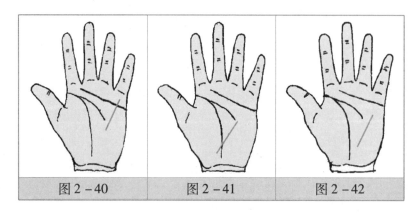

| 图2-40 | 图2-41 | 图2-42 |

③如果健康线又深又长，提示免疫功能发生变化，机体的抵抗力下降。临床发现，肝、肾功能较差或慢性心肺疾病患者常出现此现象（图2-42）。

（2）健康线的形态与疾病

①健康线弯弯曲曲延伸向小指，多提示肝肾功能亏损或肝肾的疾病（图2-43）。

②健康线断断续续延伸向小指，多提示脾胃方面的慢性疾病（图2-44）。

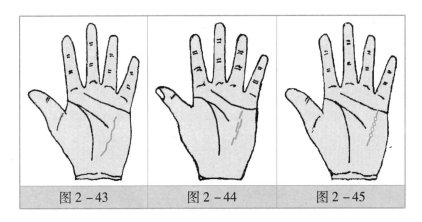

| 图2-43 | 图2-44 | 图2-45 |

③健康线呈锁链状延伸向小指，多提示肺功能亏损，容易发生呼吸系统疾病（图2-45）。

④健康线穿过生命线，延伸向小指，多提示心血管系统疾病（图2-46）。

⑤健康线呈多条平行的线段出现，表示此人身体健康状况时好时坏，处于慢性疾病状态或重度亚健康状态（图2-47）。

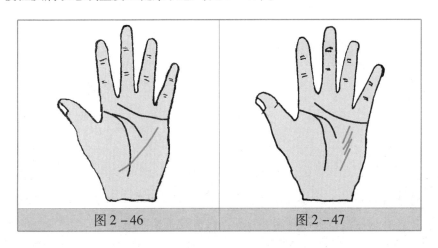

| 图2-46 | 图2-47 |

（3）健康线上出现岛纹

①健康线上出现大岛纹提示易患上呼吸系统疾病，平时应注意保护肺、气管、喉咙、鼻子等呼吸器官的健康（图2-48）。另外，如果健康线呈锁链状，并且在健康线上部出现了岛纹，那也表示呼吸系统有病变，甚至还有可能患肺结核病，应多加小心。

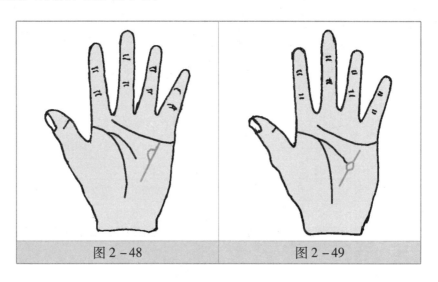

图2-48　　　　　　　　　　　　　　　图2-49

②健康线与智慧线一起形成岛纹（图2-49），则提示着此人可能患有不是很严重的神经官能症，神经官能症的初期症状一般都是脾气烦躁，时常沉默寡言，不愿与人说话，神思恍惚等，如果不及时就医，病情将会加重。

事业线知命运盛衰

事业线也叫机遇线或命运线，古时称玉柱线，是一条起于坎位，向上通过掌心，直达中指下方的线。此线以细而浅，笔直而上，明晰不断，颜色红润为好（图2-50）。

事业线反映人的精神、心理愿望和机遇。生命线较弱的人，这条纹有弥补生命线精力不足的作用。如果小指过三关，又有事业线的人，相对而言精力就比较旺盛。没有事业线的人，生命线就起主要作用。

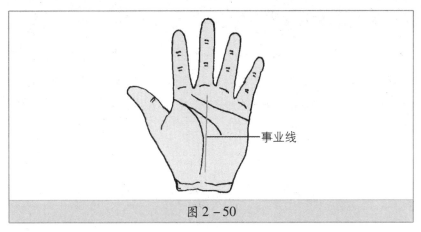

图 2 - 50

（1）事业线的粗细

①事业线不能太粗，最好是细而浅。

②其线越长越深延伸到中指，事业心就越重，但是由于事业心重，其人容易劳心劳力，虽然事业成功但健康状况却不好，中晚年容易发生心脑血管方面的疾病。

（2）事业线上出现岛纹

①事业线始端出现圆滑小岛形样纹时，则表示易患痔疮（图 2 - 51a）。

②事业线始端出现岛形样纹，提示胃肠的消化吸收功能差，常会有腹部胀气（图 2 - 51b）。

③如果在事业线的末端有竖形岛纹做终结，提示此人患胃下垂。如果手上出现事业线，或许跟肺活量不足有关，要加强锻炼，以免到了老年时发生肺心病、冠心病等问题（图 2 - 52）。

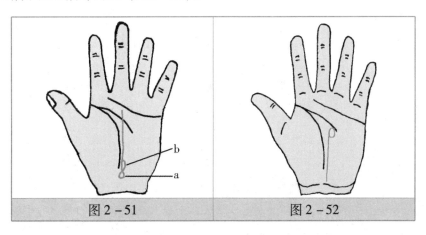

图 2 - 51　　　　　　图 2 - 52

干扰线阻碍疾病的恢复

干扰线是干扰手掌主线的横竖线。干扰线可组成各式各样的病理纹，对于身体健康和疾病的正常恢复有着干扰的作用。每个人的手上都会有干扰线，根据其出现的位置可判断出干扰的内容，出现在感情线、智慧线、生命线上的干扰线，对于身体健康的干扰最大（图2–53）。

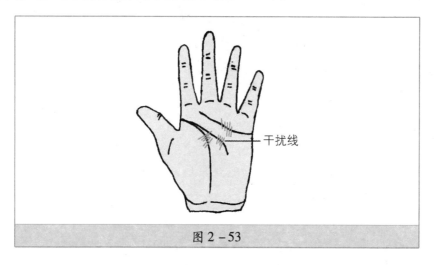

干扰线

图2–53

● 中指、无名指下的感情线有竖的干扰线切过，提示患支气管扩张或慢性支气管炎。若这种干扰线出现在咽喉区，提示患慢性咽喉炎。

无名指下的感情线被两条平行的干扰线切过，这两条平行的干扰线称为"血压纹"，反映人体血压的高低（图2–54）。

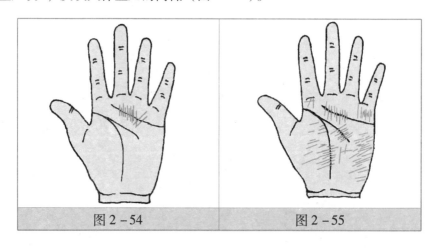

图2–54

图2–55

● 如果生命线上有密集的干扰线，提示在这个年龄段此人体质明显下降。如果手掌上有大量散在的干扰线，提示此人处于亚健康状态（图2－55）。

过敏线测过敏性体质

过敏线是指中指无名指下围成的半圆的环，代表过敏性体质、肝脏免疫系统、生殖系统，是肿瘤的警示线（图2－56）。

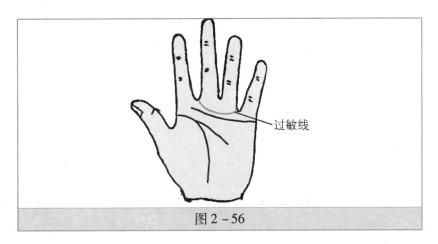

过敏线

图2－56

● 过敏线清晰，提示过敏性体质、生殖系统有炎症，易失眠多梦。

● 过敏线有两条，提示过敏性皮炎、肺炎（图2－57）。

● 过敏线食指处有菱形纹，提示过敏性咽喉炎（图2－58）。

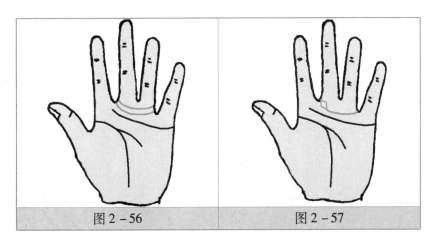

图2－56　　　　　　图2－57

● 过敏线有多条，提示肝炎、免疫力低下，易患淋巴系统疾病（图2-59）。

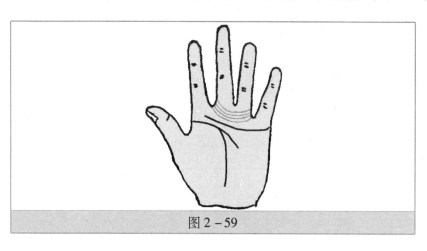

图2-59

悉尼线知肿瘤体质

悉尼线实际上是智慧线的变异，一直延伸到手掌的尺侧（图2-60）。

1970年，掌纹研究者在澳大利亚悉尼市发现一种特异变化掌屈褶纹。临床代表各种恶性病变，若发现双手均有悉尼线，线末端又有岛纹，提示所患疾病应引起高度重视，观察其手掌变化来指导患者去医院某一科就诊。若儿童双手有悉尼线，提示发烧导致智力发育受到影响，或易患过敏性紫癜。

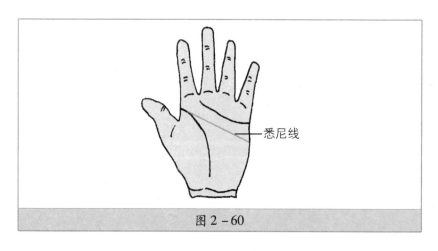

悉尼线

图2-60

● 悉尼线的起点与生命线的起点拉开距离，提示有患肿瘤的可能性，且具有很高的临床判断价值（图2-61）。

● 悉尼线始端有岛纹，提示胸、肺、胃部易患肿瘤（图2-62）。

● 悉尼线中段有岛纹，提示易患脑积水、脑囊虫、脑瘤（图2-63）。

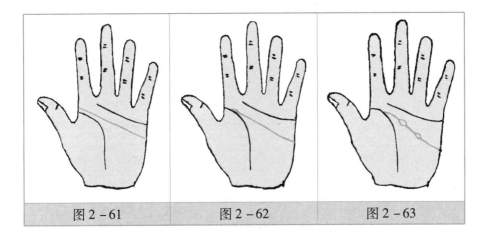

图2-61　　　　　　图2-62　　　　　　图2-63

● 悉尼线末端出现分叉纹，提示得了血小板减少症；儿童见此手征，提示易发过敏性紫癜；中青年人见此手征，为肿瘤先兆（图2-64）。

● 悉尼线尾端有岛纹，提示腹部有肿瘤（图2-65）。

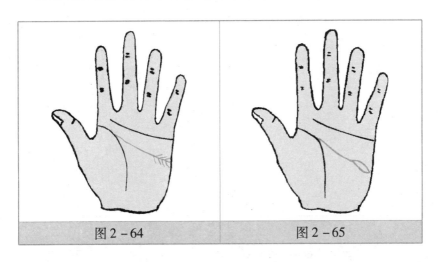

图2-64　　　　　　　　　图2-65

性线测泌尿生殖系统疾病 ●—

　　性线位于小指掌指褶纹与感情线中间（出现通贯掌时，性线就在小指掌指褶纹与通贯掌中间），其长度约近小指中线的1/2处。此线以深平，明晰不断，颜色浅红为佳（图2-66）。

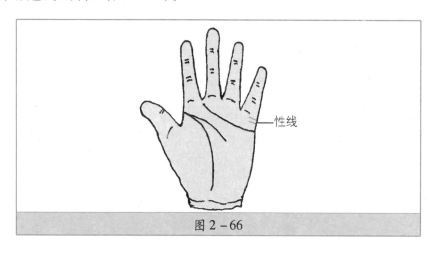

性线

图 2-66

　　● 如果手掌上没有性线或者性线过短，在女性提示反复出现尿道感染或者子宫发育不良；在男性提示少精症、无精症、阳痿、肾虚导致的性功能下降（图2-67）。

　　● 如果性线下垂到感情线上，提示肾虚（图2-68）。

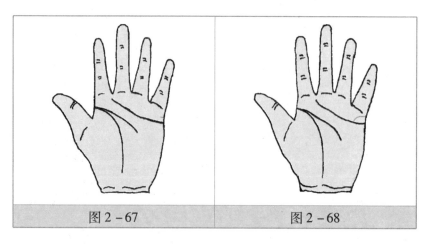

图 2-67　　　　　　　　　图 2-68

● 如果性线过长，一直延伸向无名指，提示患有肾炎或前列腺炎。若线上同时有"米"字纹或干扰线出现，则病理意义更大（图2－69）。

● 如果性线的尾端呈岛形纹，若为女性易患尿路感染，男性易患前列腺增生病（图2－70）。

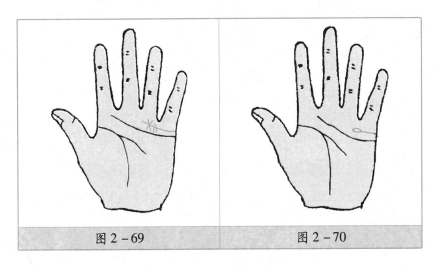

图2－69　　　　　　　　　　　　图2－70

放纵线测性生活

　　放纵线就是小鱼际处有一条或数条朝生命线方向延伸的横线，常见于长期性生活过度、不洁的人，患糖尿病的人，生活不规律或长期熬夜的人，嗜好烟、酒的人，长期服用安眠药、麻醉品的人（图2－71）。据调查，患艾滋病的人和吸毒的人，掌上都有放纵线。另外，放纵线还和遗传有关，特别是有糖尿病家族史的人常出现放纵线，由于这时的放纵线是与生俱来的，所以尽管他的生活饮食有规律，放纵线也不会消失。因此，放纵线又是糖尿病的遗传线，但是遗传不表示该人一定会出现糖尿病的症状，仅仅提示此人有糖尿病家族史。若小儿有放纵线，则提示经常夜啼或长时间俯卧睡觉。

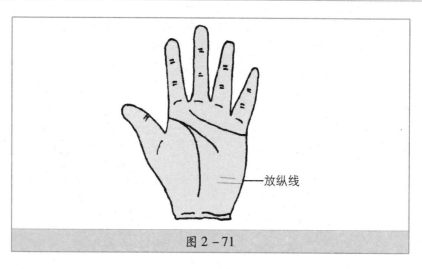

图 2 – 71

● 放纵线从月丘下部开始，呈弧形一直延伸至第三线的末端处的，一般常见于性欲亢进、饮酒无度、吸毒者，以及长期遭受各种慢性消耗性病症所折磨者（图 2 – 72）。

● 放纵线上见有"米"字纹与"十"字纹出现的，提示性生活无节制，易得泌尿系感染等病症（图 2 – 73）。

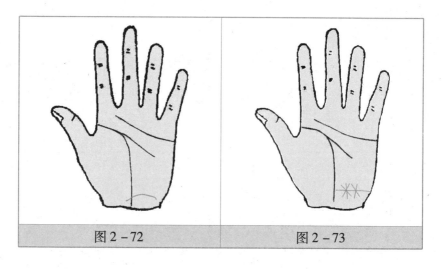

图 2 – 72　　　　　　　　　图 2 – 73

● 如果出现弯弯曲曲的放纵线，提示生活不规律，需要调整作息时间（图 2 – 74）。

● 如果出现杂乱的放纵线，提示易失眠、多梦，是神经衰弱的信号（图 2-75）。

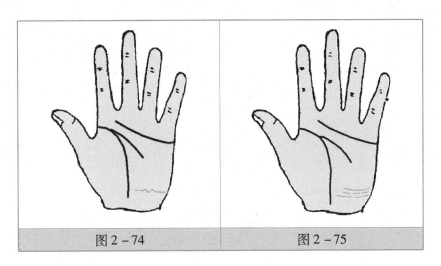

图 2-74　　　　　　　　　　图 2-75

异性线知房事过频

靠手掌外侧缘掌面上，有横"Y"形纹，称为异性线。青年人如果双手掌均有众多倒"Y"形纹，提示房事过频，应提防泌尿系统感染（图 2-76）。

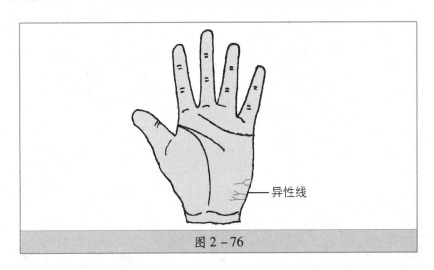

异性线

图 2-76

肝病线知肝功能

肝病线又称肝分线、酒线，是起于小指掌指褶纹与感情线中间，向无名指延伸的一条横线（图2－77）。

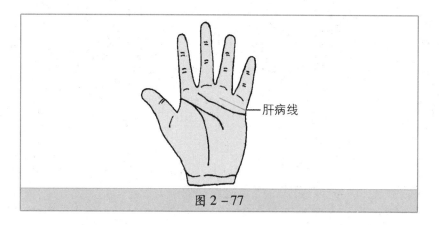

肝病线

图2－77

● 如果肝病线浅、断、隐，则提示肝脏的解毒能力下降（图2－78）。

● 如果肝病线又深又长，则提示肝脏免疫功能失调（图2－79）。

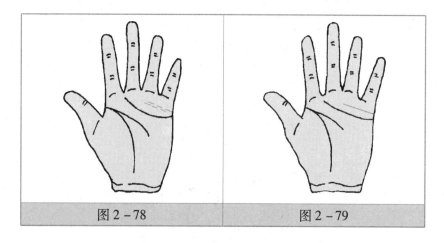

图2－78　　　　　图2－79

● 如果肝病线上有岛纹，则提示由于过量饮酒，引起了肝损伤，或说明肝脏正发生慢性病变（图2－80）。

● 如果肝病线浅、断、隐、约，则提示肝脏的解毒能力下降（图2－81）。

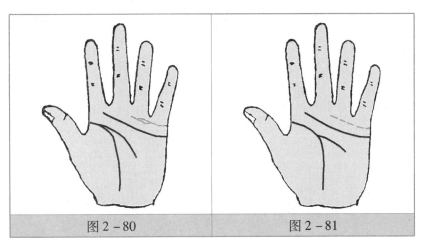

图 2 - 80　　　　　　　　　图 2 - 81

通掌纹测肝胆疾病

通掌纹又叫通贯掌、断掌，是与智慧线起点相同的一条深粗的横线，直达手掌尺侧（多数人起点与生命线相交，少数人起点与生命线分离），感情线和智慧线融合成一条线（图 2 - 82）。

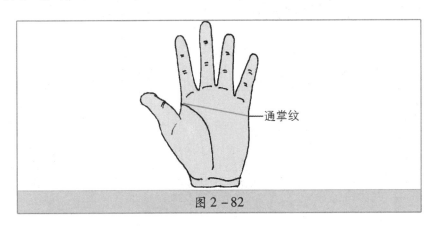

通掌纹

图 2 - 82

此线提示人体特征的遗传倾向极强，即其人的体质、智力、寿命、疾病的发展状况，均与家族中同有通掌纹的亲人情况接近。另外，有通掌纹之人容易患头痛。

● 通掌纹与生命线起始端处有链状纹，提示智商低下（图 2 - 83a）。

● 位于无名指下的通掌纹出现小岛纹，提示心脏、大脑、视力等诸方面均易发生病变（图2-83b）。

● 靠近小指下方的通掌纹，衍生出一条流苏线向下斜行而进入打击缘处的，提示幼年得过肝病（图2-84）。

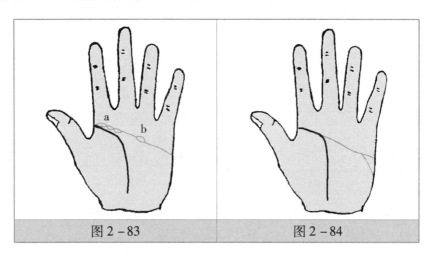

图2-83　　　　　　　　图2-84

变异线显示疾病变化

变异线是指穿过三大主线，即生命线、智慧线、感情线，走向大拇指掌面的掌纹（图2-85）。如果手掌上有此线，常代表疾病向恶性病变发展。

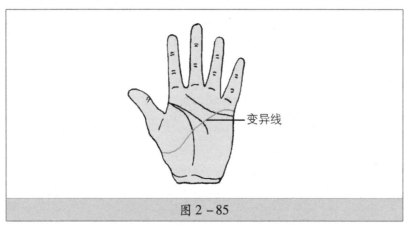

变异线

图2-85

美术线显示艺术气质

　　美术线是指生命线末端有一条先天性的斜穿生命线的掌纹。有此线者提示此人自幼年时期多喜欢美术，爱绘画（图2-86）。但是随着年龄的增长易患腰痛。

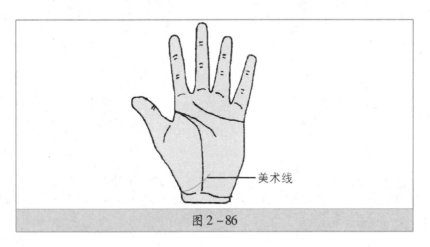

美术线

图2-86

土星环纹测肝眼疾病

　　手掌离位有一条弧线正好扣住中指根部，为标准的土星环纹（图2-87）。它提示眼疾，肝气不舒。若土星环纹内呈凹状，色泽晦暗，提示心功能障碍。所谓肝气不舒，即心理压力大，是指近期由于各种因素刺激所引起的身体不适和精神紧张、焦虑、苦闷、烦躁等不良反应。

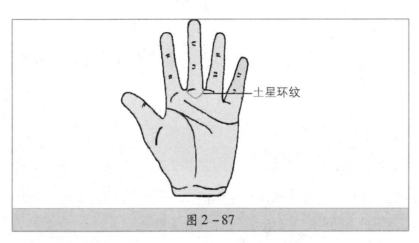

土星环纹

图2-87

● 土星环纹移至木星丘（巽位）食指根底下，扣住食指的，提示身心健康。巽位处若又见有干扰线出现的，提示肝气亢盛，易动怒（图2-88）。

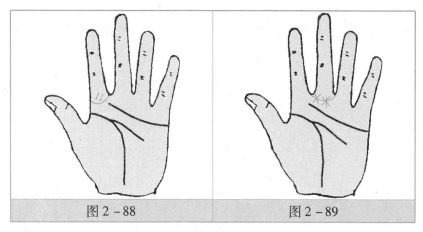

图2-88　　　　　　　图2-89

● 土星环纹上见有"十"字纹、"米"字纹出现的，提示得了青光眼、眼底出血、高度近视眼等眼病（图2-89）。

孔子目纹了解智力

孔子目纹就是大拇指第一节和指背对应处有眼状纹，四指末端第一节有双条指节纹（图2-90）。

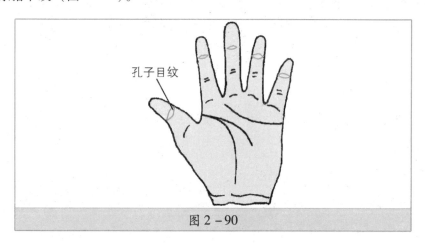

孔子目纹

图2-90

此纹代表其人聪明，知识分子多有此纹。若大拇指指节纹只有一道，第二指节面有两条同样的明显横纹，也属于孔子目纹。

佛眼纹测智慧

佛眼纹是指第二指节横纹呈小眼状纹相连接之掌纹，代表其人像佛祖一样聪明（图2-91）。

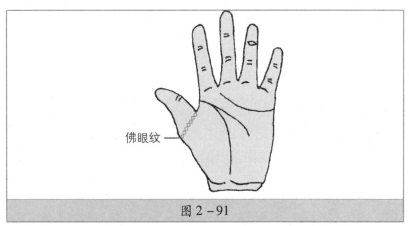

佛眼纹

图2-91

观指节纹可知大脑发育状况

手掌十指每节连接处一两条粗而明显的横纹。若十指第一指节纹只有光滑一道，提示此人在学习时注意力不易集中，一般注意力集中不超过20分钟。若十指每指节纹均呈一条光滑的横纹，提示此人大脑反应迟钝、痴呆（图2-92）。

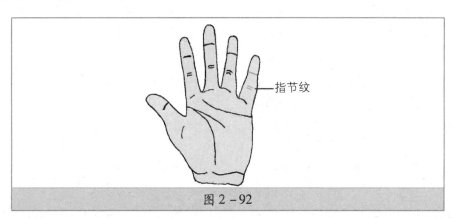

指节纹

图2-92

口才线测应变能力

口才线是大拇指第二指节掌面上一条明显的横掌纹。有此纹者，提示此人能言善辩，随机应变能力强（图2-93）。

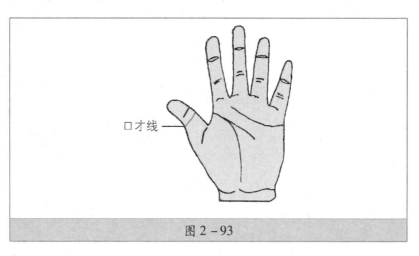

口才线

图2-93

颈椎线显示颈椎疾病

颈椎线是中指和无名指缝下掌面头脑线上侧生的有一支线并走向小指根方向（图2-94）。此线的出现提示患者有颈椎增生病。颈椎是人身之栋，是健康之舵。所以，医界有"病从颈生，治病从颈"、"颈为百病之根"之谚训。

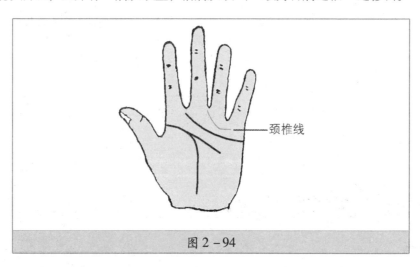

颈椎线

图2-94

胚芽纹知气血双亏

　　胚芽纹是指生命线上部靠近掌心一侧处，见出现数条排列向上的露苗小纹（图2-95）。该纹的出现，提示体质较差，血压偏低，气血两亏，易得感冒，多见于脑力劳动者。如果出现该纹，就应注意营养，加强体育锻炼活动。

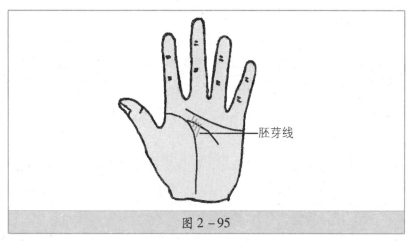

胚芽线

图2-95

腕横线知生育能力

掌根处的腕横纹线（图2-96）。

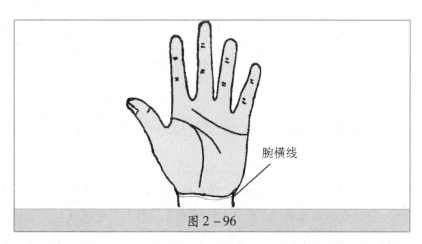

腕横线

图2-96

健康腕横纹线清晰、完整、不中断，以掌底（即近掌端）肌肉厚实为佳。

腕横纹提示泌尿生殖机能的健康状况。腕横纹线断裂、链状、凸起等形态，对泌尿生殖系统影响都比较大，容易发生妇科和男科疾病，甚至会不育不孕。

掌上细纹代表的含义

主纹一般不变，细纹可以新生，并影响主纹。当一个人长期处于心情不稳定或过于劳累时，掌中可新生出许多细小阻力纹，所谓心乱纹也乱，所以可以通过观察掌纹的浮、沉、消、长来监测疾病状况，进行身体保养。

除上述各主纹、辅纹、障碍纹外，掌中各类型的细纹含义亦不容忽视。各类型细纹变化较多，随着健康状况的不同，各类型细纹可以时隐时现。

（1）星纹

由三条或四条短线交叉构成星形，称为星纹（图2－97）。一般这种星纹比较少见。星纹主要反映脑血管和突发病。这种星纹若出现在50～60岁的老年人手上，则提示出现偏瘫的概率比较大，但预后良好，死亡率低。如果星纹出现在主线上，则提示机体健康欠佳；如果星纹压在中指根下玉柱线端，则提示易患脑血管意外。

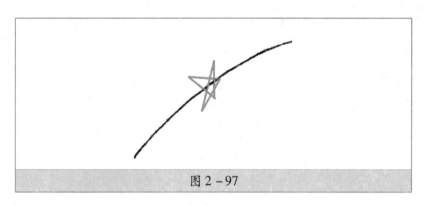

图2－97

（2）"十"字纹

由两条短线交叉呈"十"字形，意义相当于障碍线（图2－98）。一般来说，"十"字纹提示健康状况不佳。如压在土星丘位置的玉柱线上时，提示老年时易患脑血管病。

"十"字纹若在土星丘两旁，或食指与中指、中指与无名指根部之间的夹缝中，则提示心情急躁，体质欠佳。

　　如夹在大鱼际曲线与玉柱线的中间，掌心三角庭之下，大多心细而保守。而掌心部呈现"十"字纹则提示易患心脑血管病。

　　如果感情线上出现凌乱的"十"字纹，则提示患有慢性支气管炎，此病在寒冷季节发病或加重，要加强预防。

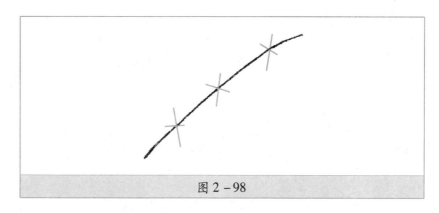

图 2－98

（3）岛纹

　　岛纹是由两条弧线上两端相互连接后构成，其形状有棱状、橄榄状、蛋壳状，颇似一座小岛，范围可大可小，可独立，可连续，可相接。岛纹越完整，越没有缺损，提示健康状况越不好（图 2－99）。如果四大线任何一线出现明显岛纹，都意味着体内存在病理变化，疾病将要发生。岛纹小的如米谷，大的如橄榄。

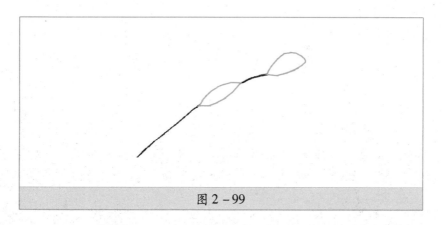

图 2－99

如果地丘上出现小岛纹，则提示患有生殖系统肿瘤。女性可能患有子宫肌瘤、输卵管炎症、卵巢囊肿；男性可能患有前列腺肥大、增生、肿瘤。

（4）链纹

主线上出现连续不断的小圆圈，或呈交叉线条状缠在一起，犹如锁链状，称链纹（图2-100）。

如果是大鱼际曲线呈锁链状，提示健康不佳，有疾病困扰。

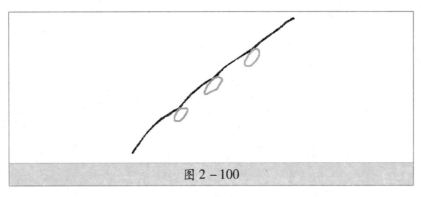

图2-100

（5）方形纹

方形纹又称四方纹、"井"字纹、格子纹，由四条短线组成的四角形或"井"字形或略呈菱形，提示机体抗病力较强，即使发病，预后也良好（图2-101）。

如果在情感线末端中指下出现方形纹，一般提示有家族性食管癌史，易患食管癌。

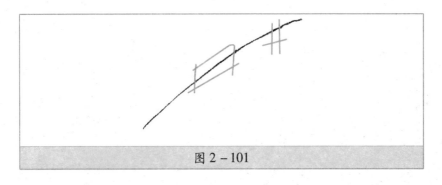

图2-101

（6）网纹

网眼状的纹线，一般多出现在大、小鱼际区内，常出现在心理活动频繁，心理固执或有个性的人的掌上，为慢性疾病困扰的标志（图2-102）。

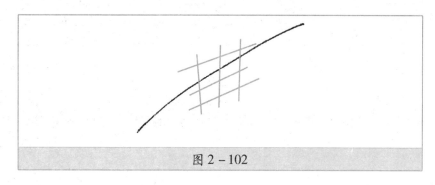

图 2 - 102

（7）分叉纹

分叉纹又称叉状线、股线、枝线，即线的头尾分作两叉或数叉清晰线纹（图2-103）。常在基本线的前端出现，尤以小指根下横曲线多见。分叉纹越多越细，则心思越细，情感富于变化，除了精神状态不佳，心肺功能亦较差。

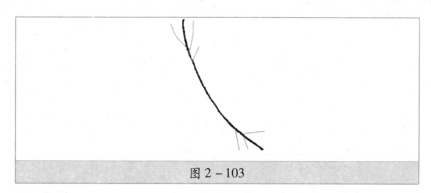

图 2 - 103

（8）流苏纹

流苏纹又称房状纹，即主线的终点处向上下或左右分出一丛丛的支线呈流苏状（图2-104）。该线的出现会使主线原有的优点被破坏或削弱，例如大鱼际曲线末端呈流苏状，这种情况在妇女多罹患妇科病或不孕症，在老年人则提示身体衰弱。

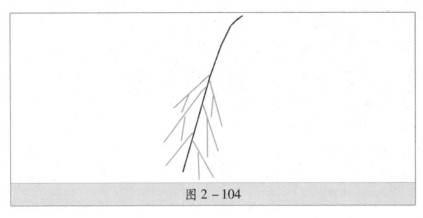

图 2 - 104

(9) 毛状纹

在有关主线的两旁或向下的一边，岔出许多如细毛丛生似的短线，称毛状纹（图 2 - 105）。该线出现会减弱主线的力量。例如横曲线有毛状线向下，提示情志偏颇，精力不足，容易疲劳或神经衰弱等。

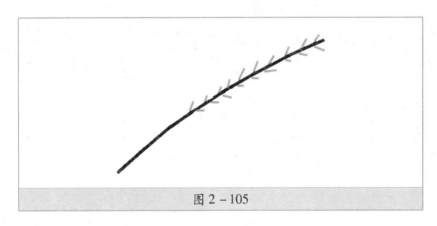

图 2 - 105

(10) 三角形纹

三角形纹是由三条短线构成形似三角形的纹（图 2 - 106）。三角形纹表明所患病情比"井"字纹轻，比"十"字纹重，有向"米"字纹发展的趋势。独立的三角纹形比在各主要掌褶纹形成的三角形纹的意义大。横过主线的三角形纹表示患有疾病，提示相关脏器功能存在问题。

如果在情感线末端出现三角形纹，提示有心脑血管疾病的隐患，且病情正在发展，是晚年易患心脑血管疾病的信号。

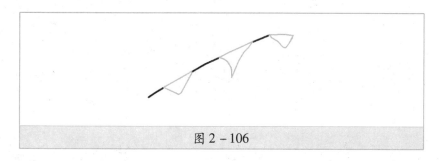

图 2 - 106

　　如果在生命线上出现三角纹形，提示患有心肌缺血，要预防隐性冠心病。如果左、右手都有这种纹，说明患病的时间较长；如果仅右手有，说明是在中年后才出现心肌缺血的症状。

　　除了上述各类型细纹的含义之外，还有许多如弓形、格子、圆环等，或在线上，或在丘上，因位置的不同而意义不同。这些纹路需要更深入地进行研究，必须有相当多的病例提供对照和统计，找出可靠数据才行。

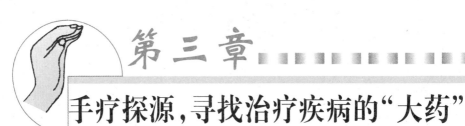

第三章

手疗探源，寻找治疗疾病的"大药"

一、 ➡ 认识手部反射区

　　手部反射区的排列与人体解剖部位相关，是按人体实际位置上下、左右、前后顺序精确排列的，是一种有规律的排列。不同反射区对应不同的疾病。如果掌握这些反射区的具体位置，相对应的疾病，以及治疗手法，就可以找到治疗身体的"大药"，从而可起到治疗疾病，强身健体的作用。

大脑反射区 ➡

　　【反射区位置】双手掌侧、拇指指腹全部、左半脑反射区在右手上，右半脑反射区在左手上（图3-1）。

　　【功能主治】头痛、头晕、头昏、失眠、高血压、脑卒中、脑血管病变、神经衰弱等。

　　【按摩手法】从指尖分别向指根方向推按10~20次。

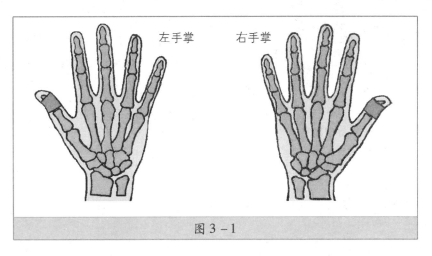

图 3 - 1

小脑、脑干反射区

【反射区位置】双手掌侧，拇指指腹侧面，即拇指末节指骨体近心端1/2尺侧缘。左小脑、脑干反射区在右手上，右小脑、脑干反射区在左手上（图 3 - 2）。

【功能主治】头痛、眩晕、失眠、记忆力减退、震颤麻痹等。

【按摩手法】由指端向近节端点压、推按或掐点 5～10 次以上。

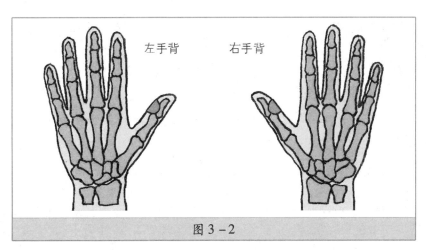

图 3 - 2

额窦反射区

【反射区位置】位于双手掌10个指头顶端约1厘米的范围。左侧额窦反射区在右手上，右侧额窦反射区在左手上（图3-3）。

【功能主治】头痛，头晕，头重，失眠，发热，脑卒中，脑震荡，眼、耳、鼻、口疾患。

【按摩手法】用拇指指端在反射区上点按5~10次。

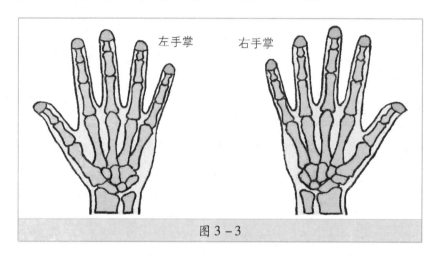

左手掌　　　右手掌

图3-3

眼反射区

【反射区位置】位于双手手掌和手背第2、3指指根部之间。左眼反射区在右手上，右眼反射区在左手上（图3-4）。

【功能主治】结膜炎、角膜炎、青光眼、白内障、近视等眼疾和眼底病变。

【按摩手法】寻找敏感点掐按5~10次，或由桡侧向尺侧推按，掌面、背面各10~20次。

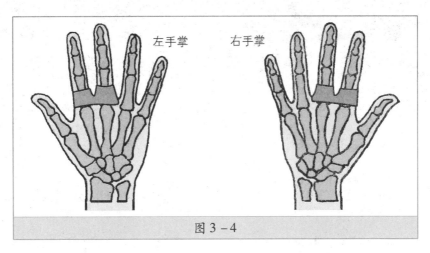

左手掌　　　右手掌

图 3 - 4

耳反射区

【反射区位置】双手手掌和手背第 4、5 指指根部。左耳反射区在右手上，右耳反射区在左手上（图 3 -5）。

【功能主治】中耳炎、耳聋、眩晕、晕车、晕船等。

【按摩手法】寻找敏感点掐点或点按，每侧 5 ~ 10 次。

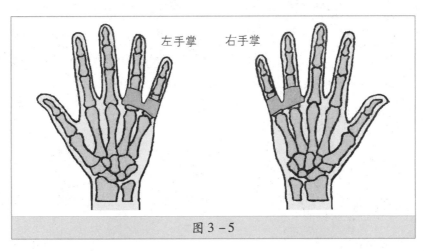

左手掌　　　右手掌

图 3 - 5

喉、气管反射区 ⊙

【反射区位置】位于双手背侧第1掌指背侧（图3-6）。

【功能主治】气管炎、咽喉炎、咳嗽、气喘、上呼吸道感染、声音嘶哑、气管等疾患。

【按摩手法】从手背第1掌骨远心端向虎口方向推按或点掐5~10次。

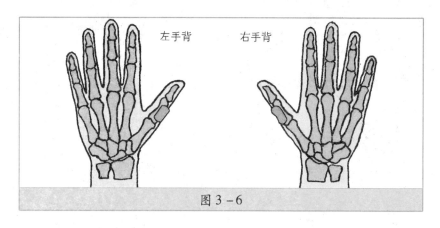

左手背　　右手背

图3-6

舌、口腔反射区 ⊙

【反射区位置】双手拇指背侧，指间关节横纹的中央处（图3-7）。

【功能主治】口舌生疮、味觉异常、口腔溃疡、口干唇裂、口唇疱疹等。

【按摩手法】掐按或点按10~20次。

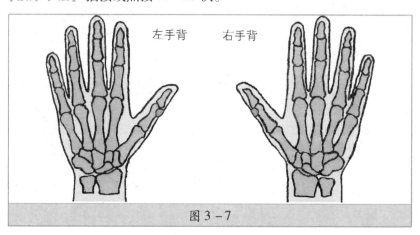

左手背　　右手背

图3-7

鼻反射区

【反射区位置】位于双手掌侧拇指末节指腹桡侧面，第 1 指骨远节指骨体中部。右鼻反射区在左手上，左鼻反射区在右手上（图 3 - 8）。

【功能主治】鼻炎、鼻窦炎、鼻出血、鼻息肉、上呼吸道感染、头痛、头晕等。

【按摩手法】掐揉或点按 10 ~ 20 次。

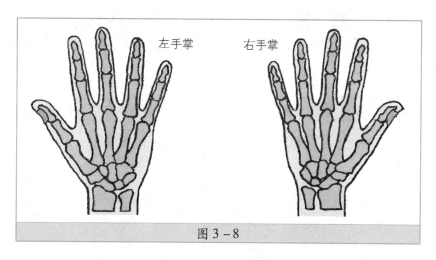

左手掌　　右手掌

图 3 - 8

上、下颌反射区

【反射区位置】位于双手拇指背侧，拇指指间关节横纹与上下最近皱纹之间的带状区域。横纹远侧为上颌，横纹近侧为下颌（图 3 - 9）。

【功能主治】龋齿、牙周炎、牙龈炎、牙周病、牙痛、口腔溃疡、颞颌关节炎及紊乱等。

【按摩手法】由尺侧向桡侧推按或掐点 10 ~ 20 次。

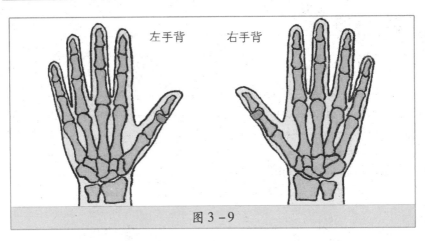

左手背　　　右手背

图 3 - 9

颈项反射区

【反射区位置】双手拇指近节掌侧和背侧（图 3 - 10）。

【功能主治】颈项酸痛、颈项僵硬、落枕、颈椎病、高血压、消化道疾病等。

【按摩手法】向指根方向全方位推按 5 ~ 10 次。

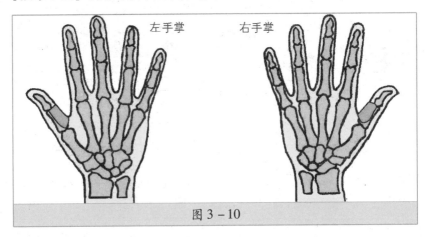

左手掌　　　右手掌

图 3 - 10

胸、乳房反射区

【反射区位置】位于手背第 2、3、4 掌骨的远端（图 3 - 11）。

【功能主治】胸部疾患、各种肺病、食管病症、心脏病、乳房疾患、胸闷、胸痛、乳汁不足、胸部软组织损伤、重症肌无力等。

【按摩手法】向腕背方向推按或掐按10～20次。

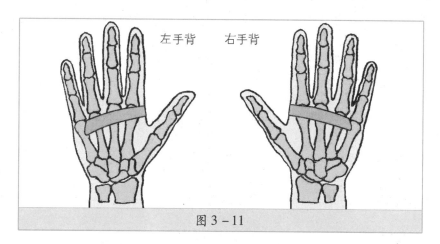

左手背　　右手背

图3－11

斜方肌反射区

【反射区位置】位于手掌侧面，在眼、耳反射区下方，呈一横带状区域（图3－12）。

【功能主治】颈、肩、背部疼痛、落枕、颈椎病、手无力等。

【按摩手法】从尺侧向桡侧推按10～20次。

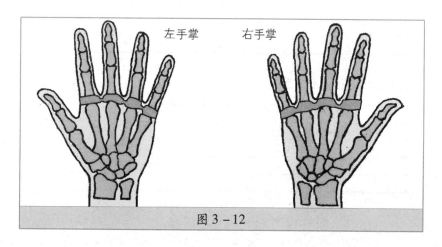

左手掌　　右手掌

图3－12

心脏反射区

【反射区位置】左手尺侧，手掌及手背部第 4、5 掌骨之间，近掌骨头处（图 3 - 13）。

【功能主治】心脏疾病、高血压、失眠、盗汗、口舌生疮、肺部疾患等。

【按摩手法】向手指方向推按 10 ~ 30 次或拿捏 30 ~ 50 次。

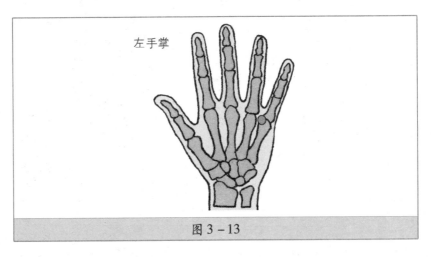

左手掌

图 3 - 13

肺、支气管反射区

【反射区位置】肺反射区位于双手掌侧，横跨第 2、3、4、5 掌骨，斜方肌反射区下一拇指处；支气管反射区位于中指第 3 节指骨，中指根部处为敏感反射点（图 3 - 14）。

【功能主治】肺与支气管疾患（如肺炎、支气管炎、肺结核、哮喘、胸闷等）、鼻炎、皮肤病、心脏病、便秘、腹泻等。

【按摩手法】从尺侧向桡侧推按 10 ~ 20 次，由中指根部向指尖方向推按 10 ~ 20 次，掐按中指根部敏感点 10 ~ 20 次。

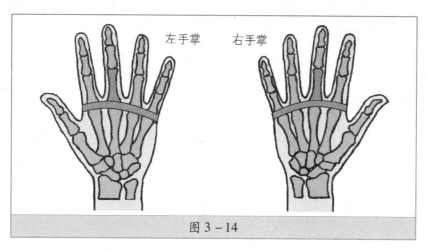

图 3 - 14

甲状旁腺反射区

【反射区位置】双手桡侧第 1 掌指关节背部凹陷处（图 3 - 15）。

【功能主治】甲状旁腺功能亢进或低下、佝偻病、低钙性肌肉痉挛、心脏病、各种过敏性疾病、胃肠胀气、白内障、心悸、失眠、癫痫等疾患。

【按摩手法】以拇指端点按或按摩 5 ~ 10 次。

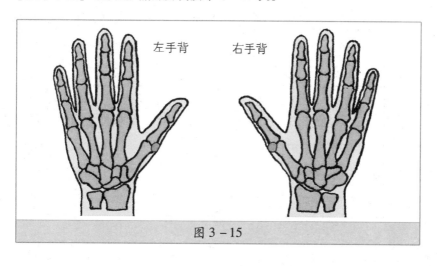

图 3 - 15

肝反射区 →

【反射区位置】位于右手的掌侧及背侧,第4、5掌骨体之间近掌骨头处(图3-16)。

【功能主治】肝脏疾患(如肝区不适、肝炎、肝硬化等)、消化系统疾患(腹胀、腹痛、消化不良等)、血液系统疾病、高脂血症、肾脏疾患、眼病、眩晕、扭伤、指甲疾患等。

【按摩手法】自手腕向手指方向轻轻按摩5~10次。

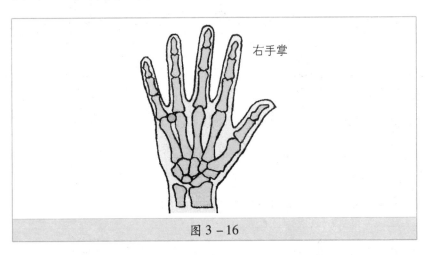

右手掌

图3-16

胆囊反射区 →

【反射区位置】位于右手的掌侧及背侧,第4、5掌骨之间,紧靠肝反射区的腕侧的第4掌骨处(图3-17)。

【功能主治】胆囊炎、胆石症、胆道蛔虫症、厌食、消化不良、高脂血症、胃肠功能紊乱、失眠、皮肤病、痤疮等。

【按摩手法】按压或拿捏10~20次。

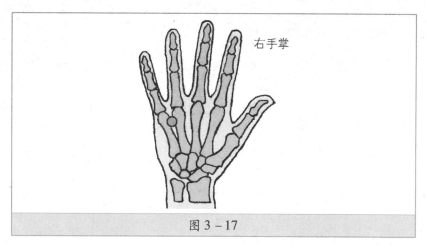

右手掌

图 3 - 17

甲状腺反射区

【反射区位置】位于双手掌第 1 掌骨的掌骨头处至第 1、2 掌骨间，再转向指尖方向成一弯曲带（图 3 - 18）。

【功能主治】甲状腺功能亢进或减退、甲状腺肿大、甲状腺炎、甲状腺性心脏病、心悸、烦躁、失眠、肥胖、小儿生长发育不良等。

【按摩手法】以拇指侧腹施力，在反射区上推揉，在敏感点处点压按摩 5 ~ 10 次。

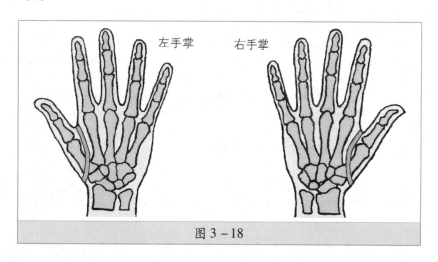

左手掌　　　右手掌

图 3 - 18

上身淋巴结反射区

【反射区位置】位于双手背部尺侧，手背腕骨与尺骨之间的凹陷处（图3-19）。

【功能主治】各种炎症、发热、子宫肌瘤、白细胞减少症、免疫力低下等。

【按摩手法】掐按10~20次。

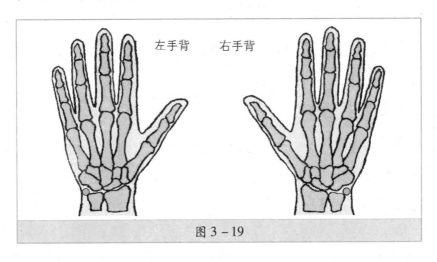

左手背　　右手背

图3-19

头颈淋巴结反射区

【反射区位置】位于双手各手指间根部凹陷处，手掌侧和手背侧均有头颈淋巴结反射区（图3-20）。

【功能主治】眼、耳、鼻、舌、口腔、牙齿等疾病，还可治疗淋巴结肿大、甲状腺肿大及免疫力低下。

【按摩手法】各点掐点5~10次。

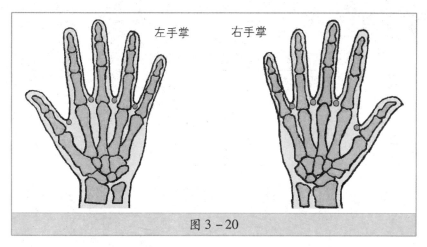

图 3 - 20

脾反射区

【反射区位置】位于左手掌侧第 4、5 掌骨间，心反射区与横结肠反射区之间（图 3 - 21）。

【功能主治】炎症、发热、贫血、高血压、肌肉酸痛、舌炎、唇炎、食欲不振、消化不良、皮肤病等。

【按摩手法】点按 10 ~ 20 次。

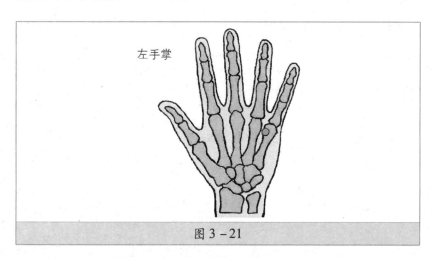

图 3 - 21

肾反射区 ○—

【反射区位置】位于双手掌中央，相当于劳宫处（图 3 - 22）。

【功能主治】急慢性肾炎、肾结石、肾功能不全、尿路结石、高血压、慢性支气管炎、眩晕、耳鸣、水肿、前列腺炎、前列腺增生等。

【按摩手法】点按 10 ~ 30 次。

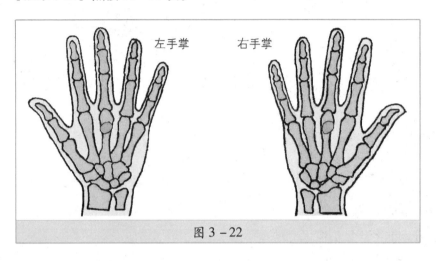

左手掌　　　右手掌

图 3 - 22

腹腔神经丛反射区 ○—

【反射区位置】位于双手掌侧第 2、3 掌骨及第 3、4 掌骨之间，肾反射区的两侧（图 3 - 23）。

【功能主治】胃肠功能紊乱、腹胀、腹泻、胸闷、呃逆、烦躁、失眠、头痛、更年期综合征、生殖系统疾患等。

【按摩手法】围绕肾反射区两侧由指端向手腕方向推按 10 ~ 20 次。

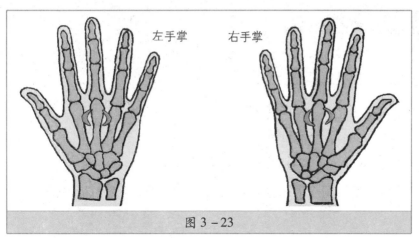

图 3 - 23

生殖腺反射区

【反射区位置】位于双手掌根部腕横纹中点处，相当于手厥阴心包经之大陵位置（图 3 - 24）。

【功能主治】性功能低下、不孕症、不育症、月经不调、痛经、前列腺增生、子宫肌瘤等。

【按摩手法】按揉 10 ~ 20 次。

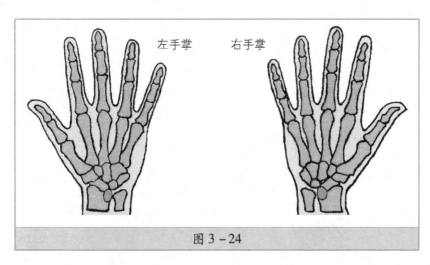

图 3 - 24

膀胱反射区 ⊶

【反射区位置】位于掌下方，大、小鱼际交接处的凹陷中，其下为头状骨骨面（图3-25）。

【功能主治】肾、输尿管、膀胱等泌尿系统疾患。

【按摩手法】向手腕方向点按10~30次。

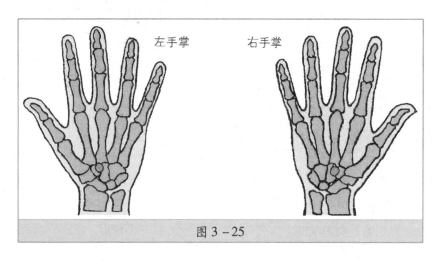

左手掌　　　　右手掌

图3-25

输尿管反射区 ⊶

【反射区位置】位于双手掌中部，上接肾反射区，下连膀胱反射区（图3-26）。

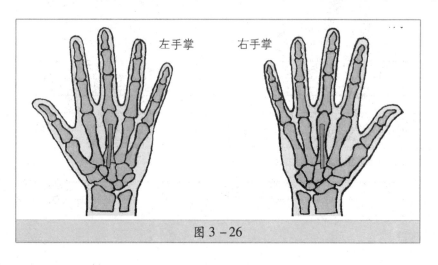

左手掌　　　　右手掌

图3-26

【功能主治】输尿管结石、排尿困难、泌尿系统感染、尿道炎症、肾积水、尿管狭窄、高血压、动脉硬化等。

【按摩手法】从手指端向手腕方向按压 5～10 次。

胃反射区

【反射区位置】位于双手掌第 1 掌骨远端（图 3－27）。

【功能主治】胃痛、胃溃疡、消化不良、急慢性胃炎、胰腺炎、糖尿病等。

【按摩手法】向手腕方向推按 10～20 次。

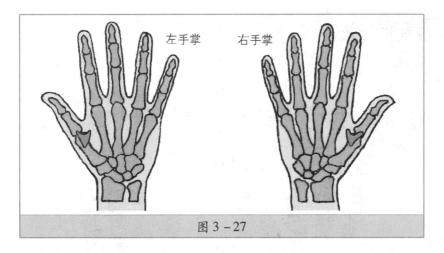

左手掌　　　右手掌

图 3－27

十二指肠反射区

【反射区位置】位于双手掌侧，第 1 掌骨体部近端，胰反射区下方（图 3－28）。

【功能主治】十二指肠炎、十二指肠溃疡、十二指肠憩室、食欲不振、腹胀、消化不良等。

【按摩手法】由手指向手腕方向压刮、推揉 5～10 次。

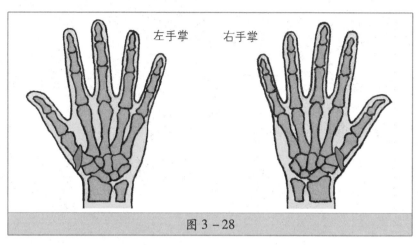

图 3 - 28

胰腺反射区

【反射区位置】双手胃反射区与十二指肠反射区之间，第 1 掌骨体中部（图 3 - 29）。

【功能主治】胰腺炎、胰腺肿瘤、消化不良、糖尿病等。

【按摩手法】向手腕方向推按 10 ~ 30 次。

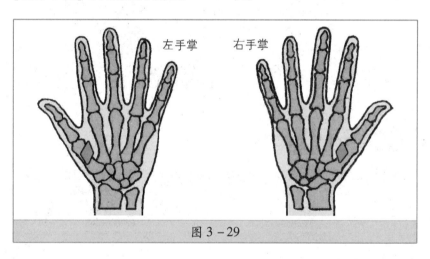

图 3 - 29

小肠反射区

【反射区位置】位于双手掌心升结肠、横结肠、降结肠、乙状结肠、直肠反射区所围绕的区域（图3－30）。

【功能主治】小肠炎症、腹泻、肠功能紊乱、消化不良、心律失常、失眠等疾患。

【按摩手法】快速、均匀、有节奏地从手指向手腕方向按摩5～10次。

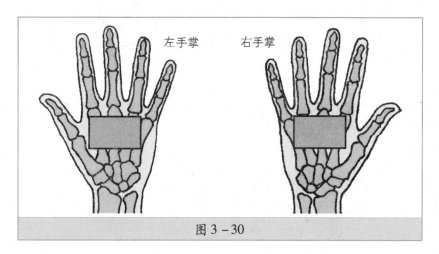

左手掌　　　　右手掌

图3－30

大肠反射区

【反射区位置】位于双手掌侧中下部分。自右手掌尺侧手腕骨前缘起，顺右手堂第4、5掌骨间隙向手指方向上行，至第5掌骨体中段，约与虎口水平位置时转向桡侧，平行通过第4、3、2掌骨体中段；接至左手第2、3、4掌骨体中段，转至手腕方向，沿第4、5掌骨之间至腕掌关节止。包含盲肠、阑尾、回盲瓣、升结肠、横结肠、降结肠、乙状结肠、肛管、肛门各区（图3－31）。

【功能主治】腹胀、腹泻、消化不良、便秘、阑尾炎、腹痛、结肠炎、结肠肿瘤、直肠炎、乙状结肠炎、肛裂、痔疮等。

【按摩手法】推按、推揉或掐揉10～20次。

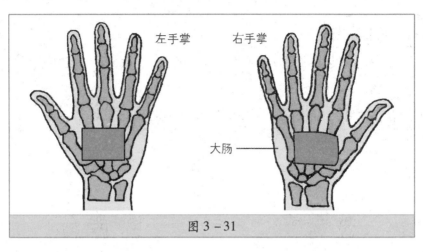

左手掌　　　右手掌

大肠

图 3 - 31

升结肠反射区

【反射区位置】右手掌侧，第4、5掌骨之间，腕掌关节结合部的盲肠、阑尾、回盲瓣反射区至第4、5掌骨体中部，约平虎口水平之间的带状区域（图3-32）。

【功能主治】腹泻、腹痛、便秘、结肠炎、结肠肿瘤等。

【按摩手法】向手指方向推按10～30次。

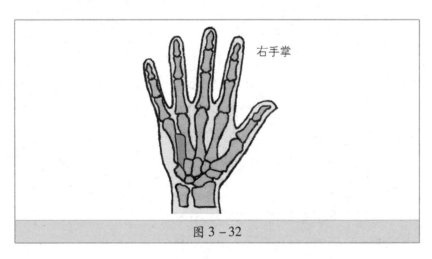

右手掌

图 3 - 32

直肠、肛门反射区 ◉

【反射区位置】位于双上肢前臂桡侧远端约3横指（图3-33）。

【功能主治】痔疮、便秘、直肠癌、直肠炎、静脉曲张等。

【按摩手法】以拇指腹推揉、搓按5~10次。

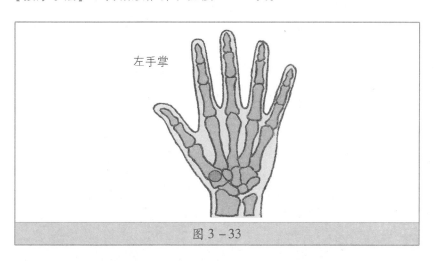

左手掌

图3-33

乙状结肠反射区 ◉

【反射区位置】位于左手掌侧，第5掌骨底与钩骨交接的腕掌关节处至第1、2掌骨结合部的带状区域（图3-34）。

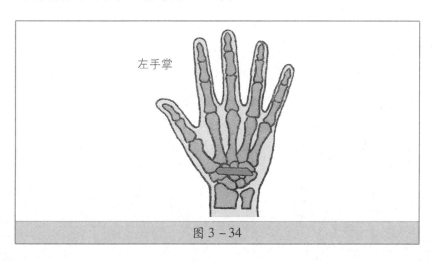

左手掌

图3-34

【功能主治】直肠炎、直肠癌、便秘、结肠炎、乙状结肠炎等。

【按摩手法】由尺侧向桡侧推按 10～30 次。

胸腔呼吸器官反射区 ⊸

【反射区位置】位于手掌侧，拇指指间关节横纹至腕横纹之间的区域（图 3－35）。

【功能主治】胸闷、咳嗽、气喘等呼吸系统病症。

【按摩手法】向腕横纹推按 10～20 次。

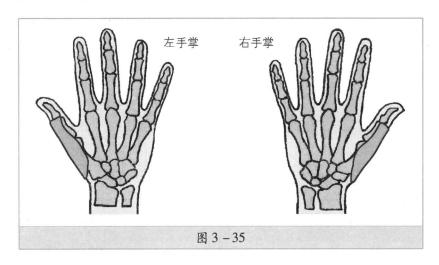

左手掌　　右手掌

图 3－35

肋骨反射区 ⊸

【反射区位置】位于双手背膈反射区后方，内侧肋骨反射区位于小多角骨处；外侧肋骨反射区位于钩状骨处（图 3－36）。

【功能主治】肋软骨炎、胸闷、胸痛、胁肋痛、胸膜炎。

【按摩手法】点按 10～20 次。

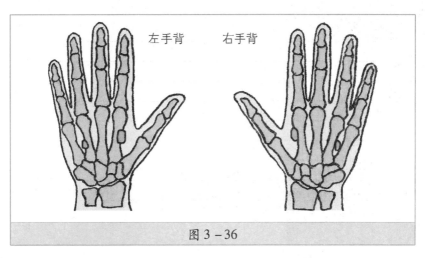

左手背　　右手背

图 3 - 36

脊柱反射区

【反射区位置】位于手背侧第 1、2、3、4、5 掌骨体（图 3 - 37）。

【功能主治】颈椎病、背部不适、落枕、腰痛、腰酸等病。

【按摩手法】向手腕推按 10～20 次。

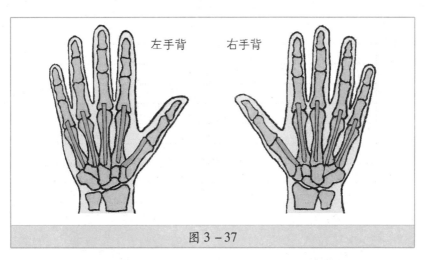

左手背　　右手背

图 3 - 37

腰椎反射区 ⊖

【反射区位置】位于双手背侧，各掌骨近端约占整个掌骨体的1/2(图3-38)。

【功能主治】腰酸背痛、急性腰扭伤、慢性腰肌劳损、腰椎骨质增生、腰椎间盘突出等各种腰椎病变、坐骨神经痛等。

【按摩手法】向手腕方向推按10~20次。

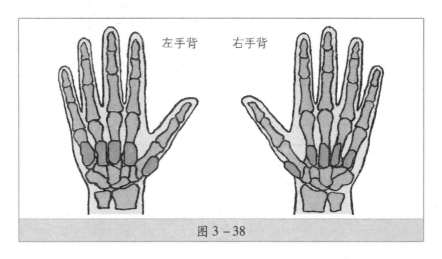

左手背　　　右手背

图3-38

骶骨反射区 ⊖

【反射区位置】位于手背侧，各腕掌关节结合处（图3-39）。

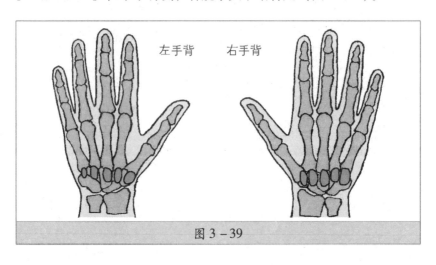

左手背　　右手背

图3-39

【功能主治】坐骨神经痛、腰骶劳损、失眠、便秘等。

【按摩手法】向手腕方向掐按各 10 ~ 20 次。

肩关节反射区

【反射区位置】位于双手尺侧第 5 掌、指关节尺侧凹陷处。手背部分为肩前部反射区，手尺侧边缘正中位为肩中部反射区，手掌尺侧缘为肩后部反射区（图 3 – 40）。

【功能主治】肩关节周围炎等肩部疾病。

【按摩手法】以中指指端用力向腕中方向扣按或刮按，或用拇指指腹揉按 5 ~ 10 次。

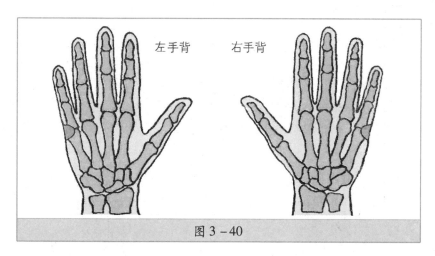

左手背　　　右手背

图 3 – 40

髋关节反射区

【反射区位置】位于双手背侧，尺骨和桡骨茎突骨面的周围（图 3 – 41）。

【功能主治】髋关节疼痛，坐骨神经痛，肩关节疼痛，腰背痛等。

【按摩手法】按揉 10 ~ 30 次。

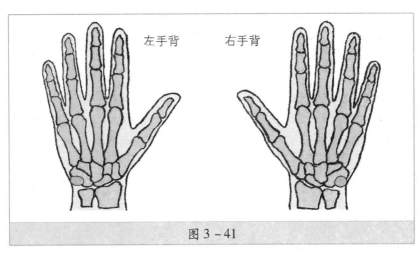

左手背　　右手背

图 3 - 41

颈肩反射区

【反射区位置】位于双手各指根部近节指骨的两侧及各掌指关节结合部。手背面为颈肩后区，手掌面为颈肩前区（图 3 - 42）。

【功能主治】颈椎病、肩周炎等各种颈肩部病痛。

【按摩手法】向指根推按或掐按各 5 ~ 10 次。

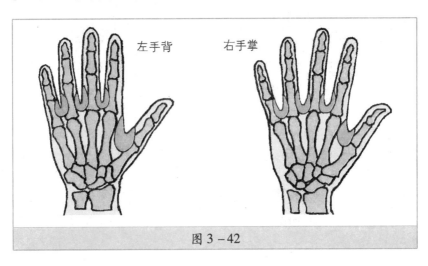

左手背　　右手掌

图 3 - 42

血压反射区

【反射区位置】在手背部第1掌骨、第2掌骨、第2掌指关节、食指近节近段所及区域（图3-43）。

【功能主治】头痛、头晕、恶心、呕吐、发热不适、胃脘痛、便秘等。

【按摩手法】以拇指腹点按、揉按或以鱼际部按揉不少于5分钟。

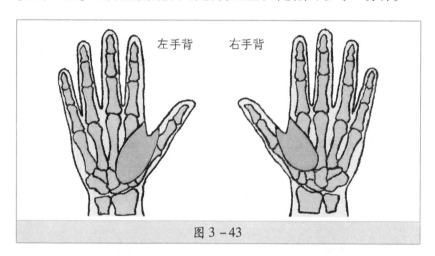

左手背　　右手背

图 3-43

二、认识手部经穴

经络是人体内气血运行的主要"通道"，它直接影响人体的健康状况。而手是人体非常重要的一个组成部分，是经络循行的最关健的区域之一。在所有经络中以手指为起点的经络就有6条，包括：手太阴肺经、手少阴心经、手厥阴心包经、手太阳小肠经、手少阳三焦经、手阳明大肠经。其中，手太阴肺经、手少阴心经与心脏联系，其他几条与头面部等部的经络相关联与全身沟通。因此，只要掌握这些穴位的具体部位，并能过科学的手疗方法，就可以达到调整内脏功能，治疗疾病的目的。

手太阴肺经穴

（1） 少商

【取穴部位】 在拇指桡侧指甲角旁约 0.1 寸（图 3 - 44）。

【功能主治】 咽喉肿痛、咳嗽、鼻衄、发热、昏迷、癫狂。

（2） 太渊

【取穴部位】 在腕横纹桡骨侧端，桡动脉桡骨侧缘凹陷处（图 3 - 45）。

【功能主治】 咳嗽、气喘、咯血、胸痛、咽喉肿痛、腕臂痛、无脉症。

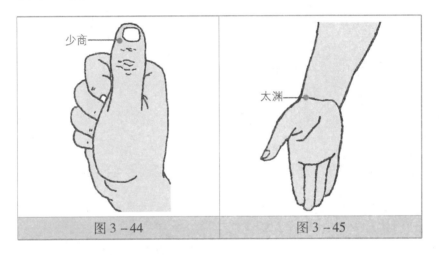

| 图 3 - 44 | 图 3 - 45 |

（3） 列缺

【取穴部位】 在桡骨茎突上方，腕横纹上 1.5 寸凹陷处（图 3 - 46）。

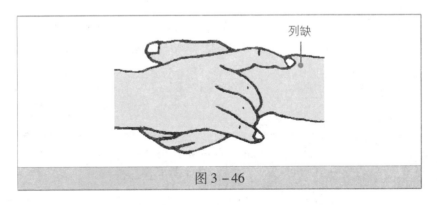

图 3 - 46

【功能主治】头痛、项强、哮喘、咽喉肿痛、口眼㖞斜、齿痛、三叉神经痛、面瘫、半身不遂、腕痛无力、腕部腱鞘炎、上肢瘫痪、掌中热、衄血、小便热、阴茎痛等。

（4）鱼际

【取穴部位】在第 1 掌骨中点，赤白肉际处（图 3 - 47）。

【功能主治】咳嗽、咳血、咽喉肿痛、失音、发热。

（5）经渠

【取穴部位】在掌面桡侧，腕横纹上 1 寸，桡骨茎突与桡动脉之间凹陷处（图 3 - 48）。

【功能主治】咳嗽、气喘、胸闷、咽喉肿痛、手腕痛。

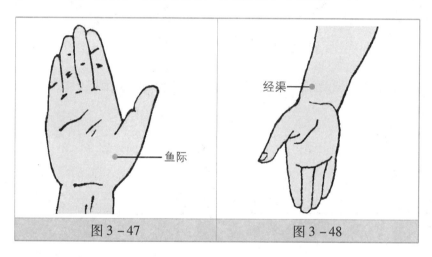

经渠

鱼际

图 3 - 47　　　　　图 3 - 48

手少阴心经穴

（1）神门

【取穴部位】在腕横纹尺侧端，尺侧腕屈肌腱的桡侧凹陷中（图 3 - 49）。

【功能主治】心痛、心烦、惊悸、健忘、失眠、癫狂、痫证、痴呆、多梦、善悲、头痛、眩晕、呕血、吐血。

（2）少府

【取穴部位】在无名指和小指之间，掌心内第一道横纹尺侧凹陷处（图 3 - 50）。

【功能主治】心脏疾患、心悸、癔症、间歇热、失眠、小便短赤、遗尿、手掌多汗、手指拘挛、上臂神经麻痹、前臂神经痛等。

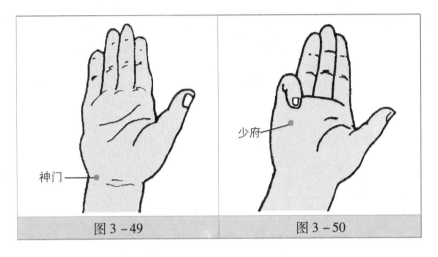

图 3 - 49　　　　　图 3 - 50

（3）阴郄

【取穴部位】在腕横纹上 0.5 寸，尺侧腕屈肌腱的桡侧（图 3 - 51）。

【功能主治】心痛、惊悸、骨蒸、盗汗、吐血、衄血、暴喑。

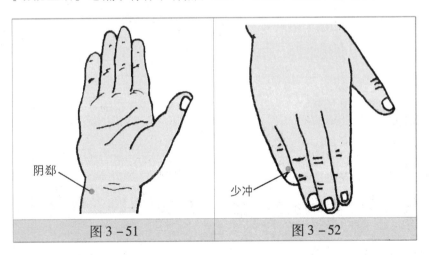

图 3 - 51　　　　　图 3 - 52

（4）少冲

【取穴部位】在小指桡骨侧指甲角旁开 0.1 寸处（图 3 - 52）。

【功能主治】心痛、心悸、胸肋痛、癫狂、热病、中风昏迷、吐血、大便脓血。

手厥阴心包经穴

（1）中冲

【取穴部位】在中指尖端的中央（图 3 - 53）。

【功能主治】心痛、昏迷、舌强肿痛、热病、小儿夜啼、中暑、昏厥。

（2）劳宫

【取穴部位】在手掌心，第 2、3 掌骨之间偏于第 3 掌骨，握拳屈指时中指尖处（图 3 - 54）。

【功能主治】心痛、呕吐、癫痫、口疮、口臭。

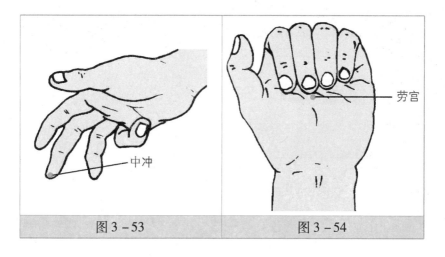

图 3 - 53　　　　　图 3 - 54

（3）大陵

【取穴部位】在掌后腕横纹上，掌长肌腱与桡骨侧腕屈肌腱之间（图 3 - 55）。

【功能主治】心痛、心悸、怔忡、多梦、胃痛、呕吐、癫狂、痫证、胸胁痛、腕关节疼痛、中风手指挛急。

（4）内关

【取穴部位】在腕横纹上 2 寸，掌上肌腱与桡侧腕屈肌腱之间（图 3 - 56）。

【功能主治】心痛、心悸、胸闷、胃痛、癫痫、热病、上肢痹痛、呕吐、偏瘫、失眠、偏头痛。

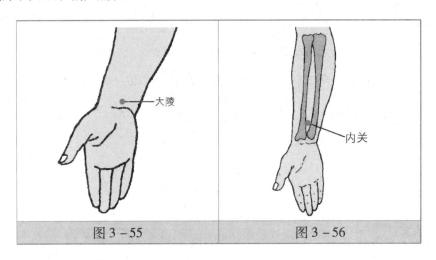

大陵

内关

图 3 - 55　　　　　　　　　图 3 - 56

手太阳小肠经穴

（1）养老

【取穴部位】在尺骨茎突桡侧缘凹陷中（图 3 - 57）。

【功能主治】治疗肩、肘、背、臂部疼痛。

（2）阳谷

【取穴部位】在手腕尺侧，当尺骨茎突与三角骨之间的凹陷处（图 3 - 58）。

【功能主治】腕及前臂尺侧疼痛、手腕痛、胁痛、项肿、癫狂妄言、热病汗不出、耳鸣、耳聋、牙痛。

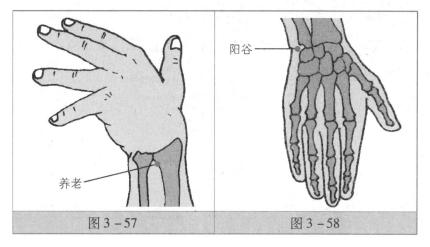

| 图 3 - 57 | 图 3 - 58 |

（3）腕骨

【取穴部位】在手掌尺侧，当第5掌骨基底与钩骨之间的凹陷赤白肉际处（图 3 - 59）。

【功能主治】头项强痛、耳鸣、目翳、黄疸、热病、疟疾、指挛腕痛。

（4）后溪

【取穴部位】在小指外侧（尺侧）第五掌指关节后横纹上方的赤白肉际凹陷处（图 3 - 60）。

【功能主治】鼻出血、耳鸣、耳聋、目翳、扁桃体炎、盗汗、精神分裂症。

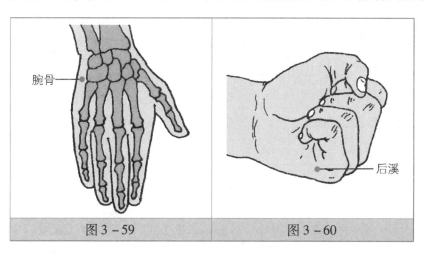

| 图 3 - 59 | 图 3 - 60 |

（5）前谷

【取穴部位】在手尺侧，微握拳，当小指本节（第5掌指关节）前的掌指横纹头赤白肉际（图3-61）。

【功能主治】头痛、目痛、耳鸣、咽喉肿痛，乳汁少、热病。

（6）少泽

【取穴部位】在小指尺侧，指甲角旁约0.1寸（图3-62）。

【功能主治】头痛、目赤、咽喉肿痛、乳汁少、昏迷、热病。

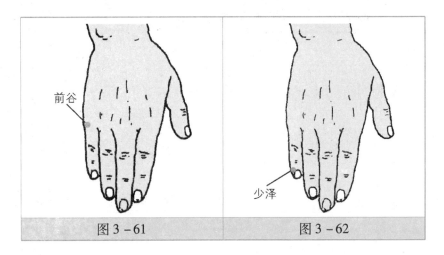

| 图3-61 | 图3-62 |

手少阳三焦经穴

（1）外关

【取穴部位】在前臂背侧，阳池与肘尖的连线上，腕背横纹上2寸，尺骨与桡骨之间（图3-63）。

【功能主治】热病、头痛、目赤肿痛、耳鸣、耳聋、瘰疬、胁痛、上肢痹痛。

（2）阳池

【取穴部位】在腕背横纹中，指伸肌腱尺侧凹陷中（图3-64）。

【功能主治】目赤肿痛、耳聋、咽喉肿痛、疟疾、手腕疼痛、糖尿病。

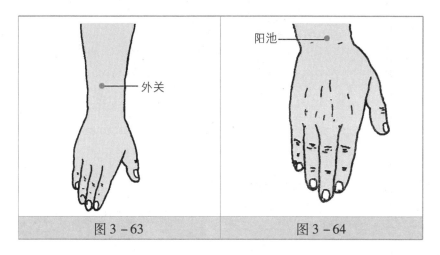

图 3 -63　　　　　　　　　图 3 -64

（3）中渚

【取穴部位】在液门后 1.5 寸，握拳第 4.5 掌骨小头后缘之间凹陷处（图 3 -65）。

【功能主治】头痛、眩晕、耳鸣、耳聋、咽喉肿痛、热病汗不出、手指不能屈伸、偏头痛、目赤肿痛等。

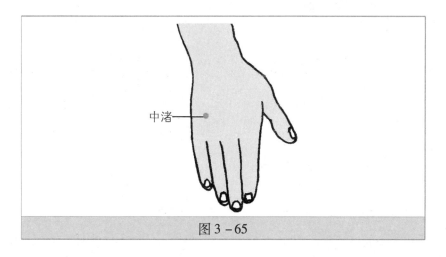

图 3 -65

（4）液门

【取穴部位】在第 4、5 指之间，指掌关节前凹陷处（图 3 -66）。

【功能主治】头痛、目赤、耳聋、咽喉肿痛、疟疾。

(5) 关冲

【取穴部位】在无名指末节尺侧，距指甲角0.1寸处（图3-67）。

【功能主治】中风昏迷、热病、头痛、目赤肿痛、耳鸣、耳聋、咽喉肿痛、手肿痛。

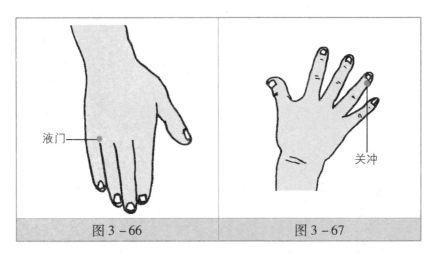

| 图 3-66 | 图 3-67 |

手阳明大肠经穴

(1) 阳溪

【取穴部位】在手腕上侧腕横纹两筋间凹陷处（翘起拇指凹陷会更明显）图3-68）。

【功能主治】头痛、耳鸣、耳聋、目痛、咽喉肿痛、牙痛、食管痉挛、臂痛、腕痛无力、目赤肿痛、热病心烦、癫狂等。

(2) 合谷

【取穴部位】在手背，第1、2掌骨之间，约平第2掌骨中点（图3-69）。

【功能主治】头痛、目赤肿痛、口眼歪斜、耳聋、咽喉肿痛、腹痛、便秘。

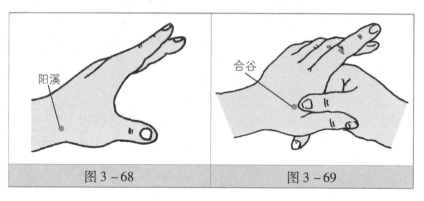

图 3 – 68　　　　　　　　　图 3 – 69

（3）三间

【取穴部位】微握拳，在手食指本节（第 2 掌指关节）后，桡侧凹陷处（图 3 – 70）。

【功能主治】目痛、齿痛、咽喉肿痛、身热、腹满、肠鸣。

（4）二间

【取穴部位】微握拳，在手食指本节（第 2 掌指关节）前，桡侧凹陷处（图 3 – 71）。

【功能主治】目昏、鼻衄、齿痛、咽喉肿痛、热病。

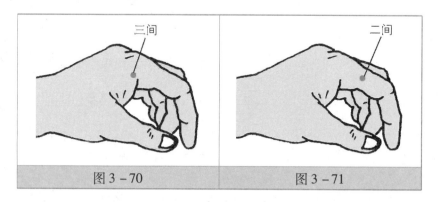

图 3 – 70　　　　　　　　　图 3 – 71

（5）商阳

【取穴部位】在手食指末节桡侧，距指甲角 0.1 寸（图 3 – 72）。

【功能主治】耳聋、齿痛、咽喉肿痛、颌肿、青盲、手指麻木、热病、昏迷。

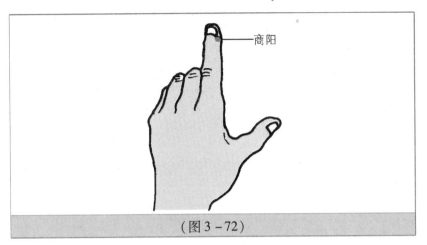

商阳

（图3-72）

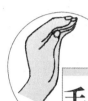

第四章

手疗方案，认识常用手部疗法

　手部按摩疗法

定义与分类

　　手部按摩疗法是通过对手部的特定部位，施以不同形式的刺激，以调整脏腑，疏通经络气血，达到阴阳平衡以及养生保健、防病治病目的的一种传统医学疗法。

　　掌纹各条线中的色泽亦显示体内气血津液的盛衰，所以每条掌纹颜色的出现及其含义亦须细察。同时必须排除与化学物的接触、物理的刺激、酒精、情绪的影响等以免影响掌纹观察。

　　正常的纹色明晰粉红而润泽，说明循环良好，充满活力。如果三大线纹呈灰白色者，提示体力不足，缺乏活力。掌纹呈红色，多提示正常健康，性格热情；掌纹呈金黄色，多提示有肝胆疾病；掌纹呈蓝色，提示循环系统不佳，性格多沉郁，如果连甲床均呈蓝色或紫晦色，提示肾功能有疾患；掌纹呈黑色、颜色暗涩者，多因瘀血或血液循环缺氧引起。

　　一般来说，掌色、纹色、手肤色泽以明润活跃为好，灰暗苍白多提示有慢性消耗性疾病。人到老年，肌肉松弛，肌肤多皱，缺乏弹性，颜色亦多黄滞，则当属正常现象。

　　总之，手上气色暗淡，或者有失光泽，或者出现许多障碍线、破坏线、岛形纹等，都不必顾虑重重。前面说过，手纹本身并不决定你一生的健康状况，而良好的体魄必须依靠自己去调养，即使体内有病理变化而出现病态手纹，也应振作精神，及时检查诊治，战胜病邪。如果忧心忡忡，萎靡不振，或者郁郁寡欢，很有可能导致病情激化，反而影响健康。

手部按摩疗法可以在一定程度上帮助改善健康状况。它非常强调按摩的手法与技巧，但并不是说手法操作时不需用力，更不是否定"力"的作用，而是说力的运用必须与手法技巧完美地结合在一起，使手法既有力又柔和，即通常所说的"柔中有刚，刚中有柔，刚柔相济"。力量是基础，技巧是关键。所以，学习手部按摩疗法，就必须了解手部按摩常用的手法及技巧。

常用的手部按摩疗法有十二种，分别是：按法、点法、推法、揉法、摇法、捻法、掐法、拿法、拔法、捏法、擦法、摩法。

按 法

【定义】按法是指用拇指指尖或指腹（肚）垂直着力于手部穴位或全息反射区、敏感点上。

【操作方法】操作时，着力部位要紧贴手部表面，移动范围不可过大，用力由轻而渐至重，稳定而持续，逐渐用力下按，使刺激充分到达肌肉组织的深层，使患者出现酸、麻、重、胀、走窜等感觉，持续数秒钟之后，逐渐放松。一按一松，如此反复操作。操作时，要稳定而持续，不可用力过猛，不要滑动，按压频率和力度要均匀。需要加重刺激时，可用双手拇指重叠施压。对于年老体弱或年龄较小的患者要以适宜的力度施治。

【适用部位】手部各穴区，尤以较平坦的穴区为主（如大、小鱼际处）。

【功效主治】治疗各种慢性病症、慢性疼痛，以及预防保健等之用。

点 法

【定义】点法是指用拇指端或食指弯曲以关节顶点吸定于特定穴位或反射区上点压。食指弯曲以第1指间关节顶点施力，拇指轻靠于食指末节，给食指以向上的力量，保持食指指骨与手掌、前臂、上臂成一条直线，以固定着力点，这样既可以省力又能达到按摩的目的。

【操作方法】操作时，食指关节顶点按压 1 次，提起 1 次，解除压力。有些带状反射区，可先用力压下，待患者感到疼痛，然后慢慢移动，或定点点压，反射区全面点毕为止。按摩时，用力要均匀、持久、渗透，刺激量（即力度）以患者能耐受为度。

【适用部位】用于骨缝处的穴区和要求较按法更为有力而区域又小的部位。

【功效主治】它具有调整气血、活血止痛的作用，多用于急证、痛证等。

推　法

【定义】推法是指用拇指指端或指腹着力于手部一定的部位上进行单方向的直线推（移）动。

【操作方法】推法操作时，要求指掌紧贴在施术部位上，用力要稳健，速度要缓慢均匀。注意在同一层次上推动。推法一般是沿手部骨骼走向施行，这样力度可大可小，调节自如。

【适用部位】可用于手部各线状穴区。

【功效主治】可用于慢性疾病，劳损性疼痛、酸痛、虚寒证以及养生保健等均可用推法。

揉　法

【定义】揉法是以手指螺纹面按于手部穴区之上，腕部放松，以肘部作为支点，前臂做主动摆动，带动腕部和掌指做轻柔和缓的旋转揉动，将力通过手指而达穴区部位。常用的揉法有中指指揉和拇指指揉两种。

【操作方法】揉法操作时，用力（压力）宜轻柔、和缓；动作要协调而有节律性，频率每分钟 120～160 次，持续时间宜长些。按逆时针方向揉动为补中有泻，按顺时针方向揉动为补法。操作时，宜随证选取。该法临床上常与按法并用，合称为"揉按法"。

【适用部位】适用于表浅或开阔穴区、部位。

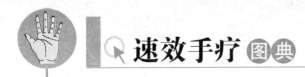
【功效主治】适用于治疗慢性病症、劳损、虚证与养生保健等。局部性肿痛也非常适用。

摇 法

【定义】摇法是指术者一手握住患者手部近端并固定，一手夹住远端，使手指、指关节、手腕部关节做被动均匀的环形摇转动作。

【操作方法】摇法一般为双手操作，一手固定，一手操作，这样既操作方便自然又安全可靠。操作中切忌突然单向用力。摇转幅度不可过大，要符合生理要求，以防止损伤关节。为保护手部各关节，在施术前宜先用拔法、捻法放松关节，再施行摇法操作，这有利于提高治疗效果。

【适用部位】用于手指指关节、手腕部关节部位。

【功效主治】适用于慢性疾病、老年性疾病、局部疼痛等，以及手部保健。

捻 法

【定义】用拇指、食指或中指掌面夹持住施术部位，两指或三指相对做揉搓动作称为捻法。

【操作方法】操作时，既强调频率和作用部位，又要轻而不浮，重而不滞。

【适用部位】一般用于手指处的小关节。

【功效主治】疏通经络，活血止痛。用于手指各小关节的病症。

掐 法

【定义】掐法是指用拇指指甲重掐穴位，将力量灌注于拇指端。

【操作方法】掐前要取准穴位，为避免刺破皮肤，可在重掐部位上覆盖一层薄布，掐后可轻揉局部以缓解疼痛。操作时，掐要逐渐用力，直到引起强烈反应后停止，一般为半分钟，最长不超过 1 分钟。按摩时，切忌用力过大、划动。掐前要修剪指甲。

【适用部位】适用于狭窄部位反射区。

【功效主治】适用于急性疾病、痛症、癫狂发作、神经衰弱等。

拿　法

【定义】拿法是指用拇指和食指、中指，或用大拇指和其他四指相对用力，在手部一定的部位和穴位上进行有节奏性的提捏。

【操作方法】拿法操作时，用力要由轻到重，不可突然用力。动作要和缓而有连贯性。操作要持续，不可拿拿停停而影响治疗效果。

【适用部位】适用于手部各穴区。

【功效主治】适用于一切病症。

拔　法

【定义】拔法是指在关节上下端，沿着肢体纵轴方向，用力做反方向的牵拉、牵引动作，从而使关节间隙增大称为拔法。

【操作方法】操作时，要求两手用力要适度，速度要均匀，动作灵活和谐，不可强拉硬牵，沿关节连接纵轴线操作，不能偏斜发力，以免损伤关节或韧带。拔法不要强求关节间有弹响声，以免带来不良后果。拔法多与捻法、揉法等配合应用。

【适用部位】手指的指关节、掌指关节及腕关节等手部关节。

【功效主治】疏通经血，行气活血。适用于局部的病症。

捏　法

【定义】捏法是指以拇指、食指分别在两个对应的反射区上捏揉，或者以拇指在一个反射区上点压，而食指在另一面起固定作用。

【操作方法】操作时，手法强度可轻可重，应根据治疗需要而定。按摩时，用力虽可轻可重，但要适中，要以有感应（得气）为宜。否则就无法达到治疗作用。

【适用部位】适用于相对的反射区。

【功效主治】调节脏腑生理功能内分泌及脾胃功能。

擦 法

【定义】擦法是指以双指或手掌大小鱼际及掌根部，附着于手的一定部位，紧贴皮肤进行往返快速运动。

【操作方法】操作时要做到着力不滞，迅速往复，以出现温热感为佳。

【适用部位】用于手掌、手指部，尤其是手掌心的穴位。

【功效主治】温通经脉，行气活血，驱风散寒。多用于慢性病、虚寒证的治疗。

摩 法

【定义】摩法是指以掌面或食、中、无名三指的螺纹面，附着于手部一定的穴区上，以腕关节连同臂部一起摆动，在掌部穴区上做顺时针或逆时针方向的环形擦动。摩法可作为重手法之后的放松调整手法。

【操作方法】行摩法操作时，如同古人研墨一般，围绕环可以自中心向周围逐渐放大，然后再予回收，以中心及四周出现温热感为佳。该法操作时要求均匀、持续、迅速；不应重滞而不匀，或浮而不实，以免达不到理想疗效。

【适用部位】适用于手部相对开阔的部位。

【功效主治】适用于治疗老年性病症、慢性病症、虚证、寒证等。

二、 其他手疗方法的应用

针刺法

在对手部针刺时，患者的手要自然微屈，然后进行常规消毒，用 1 寸毫针，用一定手法刺激。针手背穴位，从手背向手掌面直刺，刺入深度靠近骨

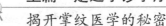

膜，但不刺入骨膜。针手掌穴位，从手掌向手背直刺，进针深度一般为 0.3 ~
0.5 寸。此为手穴针针刺法。但手部经穴、奇穴针刺也可参照此法或参考专业
针灸书的一般要求即可。

取穴要求：可遵《黄帝内经》之旨，左病取右，右病取左，两侧病痛的
则同时取双手。取穴要少而精，一般每次只取 1 ~ 2 穴。手法宜重些。

艾条灸法

艾条灸法是指将艾条点燃后在腧穴或其病变部位进行熏灼的一种治疗方
法，又称为"艾卷灸法"、"无药艾条灸法"等。制作时取艾绒 24 克，平铺于
长 26 厘米、宽 20 厘米，质地柔软而又坚韧的桑皮纸上，然后卷成直径约 1.5
厘米的圆柱，且越紧越好，最后用胶水或糨糊封口。也有在艾绒中掺入其他
药末的，这种艾条称为"无烟艾条"或"微烟艾条"。熏灸时不见或微见烟
雾为其特点。普通的艾灸法是将无药艾条或有药艾条的一端点燃后，对准施
灸部位，距离 1.5 ~ 3.0 厘米处施灸。艾条施灸常分为温和灸法、雀啄灸法和
回旋灸法 3 种。

(1) 温和灸法

温和灸法施灸时，将艾条燃着的一端与施灸部位的皮肤保持 3 厘米左右
的距离，使患者皮肤有温热感而无灼痛感。一般灸治 3 ~ 5 分钟，至局部皮肤
稍呈红晕为度。对于局部皮肤感觉功能减退或昏迷的患者以及小儿等，施术
者可将食、中两指置于施灸部位的两侧，这样可凭施术者的感觉来测知受术
者的局部受热程度，以便于随时调节施灸的距离，掌握好施灸的时间，以防
止局部皮肤被烧、灼伤。

(2) 雀啄灸法

雀啄灸法是指将艾条燃着的一端与施灸部位并不固定在一定的距离，然
后像小鸟雀啄食一样，进行一上一下的不断移动。

(3) 回旋灸法

回旋灸法是指将艾条燃着的一端与施灸部位的皮肤保持约 3 厘米的距离，
然后将燃着的艾条均匀地向左右方向移动或反复旋转地施灸。

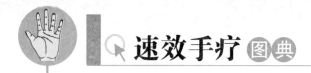
刺血疗法

● 手部刺血疗法不但能从整体上调整循环系统的大环境，而且还能从细胞、分子水平上调整循环系统的微环境，以增强细胞、组织、器官的生理功能，达到抵御、治疗疾病的作用。临床证实手部刺血疗法是较为有效的活血化瘀的手段，是直接改善血液循环障碍的方法之一。

● 采用不锈钢制成的三棱针，根据针体的粗细可分为大、中、小三种型号，以备选用。

● 用右手拇指和食指扶持针体，中指在前靠近针尖处，一方面控制进针方向，另一方面控制进针深度。如进针深度只需刺入0.5厘米，中指就固定在针尖上0.6厘米处，如需深刺1厘米时，其中指距针尖就相应余留长一些。当快速针刺时，中指碰到皮肤后，针尖也就不能再深刺入了，这样可避免因进针过度而损伤其他组织或深层血管。

● 三棱针施术后，待出血停止后，如若需要可加拔罐。一般采用闪火法较为安全，拔罐可增强刺血的疗效。

治疗间隔时间：一般以半个月为宜，以便给机体一个调整修复的过程，但对于急症、痛症可缩短间隔时间。对于体质较好的患者也可间隔1周后再继续刺血。

当局部形成血肿后，易引起局部胀痛，可适当用温水热敷以促使血液吸收。

多数患者经治疗1~3次后，就能获明显疗效或者治愈。但也有部分患者需治疗多次后始见疗效。

药物疗法

手部药疗法属药物外治法的局部用药。随着用药方法不同，一般又可分为手部熏洗法（或称手浴法）、手部握药法和手穴贴敷法等多种。

手诊手疗应用

轻轻松松手到病自除

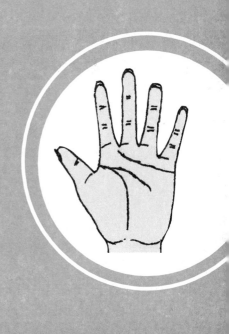

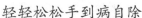
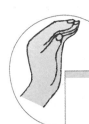

第一章

内科疾病的手诊手疗

感　冒

　　感冒俗称"伤风"，是由呼吸道病毒引起的，其中以冠状病毒和鼻病毒为主要致病病毒。病毒从呼吸道分泌物中排出并传播，一旦机体抵抗力下降，如受凉、营养不良、过度疲劳、烟酒过度、患全身性疾病以及鼻本身的慢性疾病影响呼吸道畅通等，就容易诱发感染。感冒起病时的症状为鼻内有干燥感及痒感、打喷嚏、全身不适或有低热，以后渐有鼻塞、嗅觉减退、流大量清水鼻涕、鼻黏膜充血或水肿、有大量清水样或脓性分泌物等。若无并发症，病程一般为7～10天。

　　①感情线的干扰纹增多，并在乾位、兑位有杂乱的纹理出现，提示感冒伴有肺炎或支气管炎发作（图1－1）。

　　②手掌干扰纹过多，手掌整体呈现黄白色，提示患感冒伴体乏无力。

③35 岁以前十指指甲出现数条纵纹，提示消化功能差，易患感冒。

④如果在肺区出现暗斑或有青筋凸起，一般提示患有流行性感冒（图1-2）。

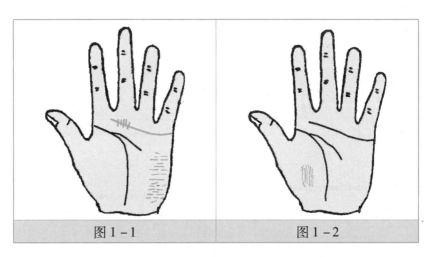

| 图1-1 | 图1-2 |

【有效穴位】合谷、列缺、鱼际、太渊、商阳。

【有效反射区】头颈、胸腺、上身淋巴结、下身淋巴结、鼻。

【操作方法】①拿捏或按揉合谷、列缺各 30~50 次。每天 1 次或 2 次，病愈即止。

②掐点鱼际、合谷或点压太渊、商阳各 30~50 次。每天 1 次或 2 次，病愈即止。

③点按或拿捏头颈、胸腺、上身淋巴结、下身淋巴结、鼻等反射区各 50~100 次。

各治疗区可反复交替使用，每日 2 次，早晚各 1 次，直至感冒治愈。

【有效穴位】鱼际。

【操作方法】用三棱针直刺鱼际放血。

【功效主治】具有祛风清热的功效。适用于感冒。

①感冒患者应多喝水，这样可以促进代谢，并有发汗的作用，可加速感冒痊愈。

②要注重合理的休息与适量的进补，这样可提高患者的抗病能力。

支气管炎

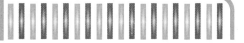

　　支气管炎是由病毒、细菌或物理、化学性刺激等因素引起的，有急性、慢性之分。支气管炎多发病在秋、冬季节，主要是由于疲劳过度，身体受风寒而损害了呼吸道的生理屏障，同时又受到鼻病毒、流感病毒、呼吸道融合病毒及腺病毒等感染而发生。除此之外，某些物理、化学性刺激、寄生虫侵害等，也有可能导致支气管炎。中医学认为，支气管炎的发生主要是由于肺热起燥，清肃之气不行，脾胃上输之津液转从热化，煎熬而成痰沫；外邪侵袭，肺气阻遏不宣，因而咳嗽；肺有燥热，伤及肺系之脉络，从而导致咳血。治疗应该以养阴润肺、止咳止血为主。

①如果感情线前端中指下有干扰线，则提示患有慢性支气管炎（图1-3）。

②无名指下太阳线被三条干扰线干扰呈"丰"字纹，提示患有慢性支气管炎（图1-4）。

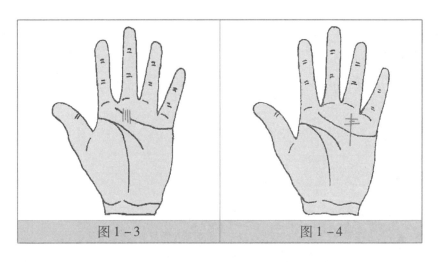

| 图1-3 | 图1-4 |

③感情线呈锁链状纹，提示此人自幼呼吸功能差（图1-5）。

④感情线尾端分叉且有青色出现，说明患有支气管炎症，青色说明病情正在发展（图1-6）。

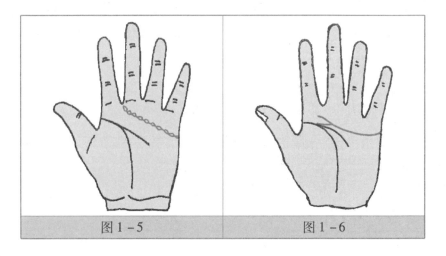

| 图1-5 | 图1-6 |

按摩疗法

【有效穴位】太渊、鱼际、合谷、孔最。

【有效反射区】肺、支气管、甲状腺、心、脾、咽喉、鼻、扁桃体、上身淋巴结、下身淋巴结、头颈淋巴结、胸椎。

【操作方法】①以上穴位每天点按 50～100 次，每天 2 次，1 个月为一个疗程。症状平复后患者应坚持每天按摩 1 次，并做适当的身体锻炼。

②肺、支气管反射区每次推压 20～30 次。

③头颈淋巴结、扁桃体、咽喉反射区每次按揉 20～30 次。

④甲状腺、心、脾反射区每次按揉 20 次。

⑤上、下身淋巴结反射区每次按压 20～30 次。

⑥胸椎反射区每次按压 30 次。

针刺疗法

【有效穴位】太渊。

【操作方法】用针对准太渊刺入，虚证用平补平泻法行针，实证用泻法行针。得气后留针 15～30 分钟，留针期间作间断行针。每日或隔日施治 1 次，10 次为 1 个疗程。

【功效主治】适用于支气管炎。

家庭防治

①急性发作期要卧床休息；临床缓解期注意劳逸结合，预防感冒，避免接触刺激源；慢性迁延期宜减少体力劳动和户外活动。

②食物要清淡易消化，宜吃新鲜菜和水果，忌吃韭菜等辛辣食物，并戒烟戒酒。

③适当进行户外活动，如散步、慢跑、打太极拳等，以增强体质，预防感染。

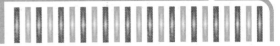

哮 喘

哮喘是由过敏原或其他非过敏因素引起的一种支气管反应性过度增高的疾病，通过神经、体液而导致气道可逆性的痉挛、狭窄。临床常表现为发作性的带有哮鸣音的呼吸困难，持续数分钟至数小时，可自行或经治疗后缓解。严重的可延续数日或数周或呈反复发作病程。长期反复发作常并发慢性支气管炎和肺气肿。

①感情线粗大而且紊乱，提示患有哮喘病（图1-7）。
②生命线在开端处与感情线相交，形成刷子的形状（图1-8）。

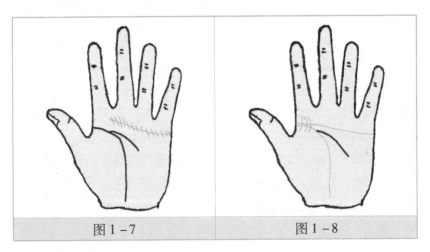

图1-7　　　　　　　图1-8

③无名指下方土星丘处出现细小密集的小横纹，提示易得咳喘病（图1-9）。

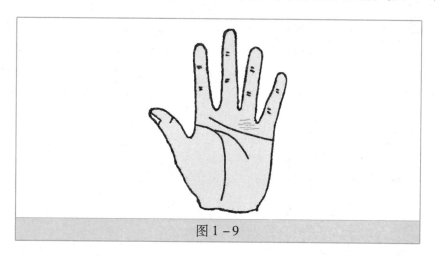

图1-9

④甲中出现紫色条纹或无名指指甲远端处出现增宽改变，提示患有哮喘。

【有效穴位】太渊、内关、鱼际、少商、列缺、合谷、三间。

【有效反射区】肾、肾上腺、膀胱、肝、胰腺、输尿管、肺。

【操作方法】①按揉太渊、内关、鱼际或点掐少商。发作期用重手法泻法，缓解期用中轻手法，用补或平补平泻法。每日1次，每次15~30分钟，10次为1个疗程。

②点按太渊、列缺、合谷、三间各1分钟，每天1次。

③依次点按肾、肾上腺、膀胱、肝、胰腺反射区各20~50次，按摩力度以局部胀痛为宜。

④推按输尿管、肺反射区各50~100次。推按速度以每分钟30~50次为宜。

【药物组成】萝卜 100 克，全紫苏、鲜橘皮各 60 克，桔梗、陈皮各 15 克。

【用法用量】将萝卜洗净、切片，与诸药同放锅中，加清水适量（约 2000 毫升），浸泡 5~10 分钟后水煎取汁，放入盆中，待温浴双手。每日 2 次，每次 15~30 分钟，5 日为 1 个疗程。

【功效主治】消喘止咳。适用于哮喘。

①避免接触致敏源，如动物皮毛、毛毯、煤气等。

②保持室内空气流通和清洁，因为空气中的尘埃和细菌是引发哮喘的主要致敏源。

③饮食宜清淡且富于营养，多吃富含维生素 C 的食物，多痰者应减少油腻不化之物的摄入。

④哮喘患者要适量运动，以增强心肺功能，帮助控制病情。

肺结核

肺结核是由结核分枝杆菌引起的慢性肺部感染性疾病，如果痰中排菌则称为传染性肺结核。排菌患者是传染源，患者咳嗽排出的结核杆菌经呼吸道传播，在人体抵抗力低下时，容易感染发病。

肺结核一般起病缓慢，病程较长，临床以咳嗽、咳痰、咯血、胸痛、发热盗汗、体重减轻为主要表现，兼有全身不适、乏力、倦怠、心悸、烦躁、食欲不振、月经不调、不能坚持日常工作等。早期轻咳痰少，约1/2～3/4的患者有咯血，量不等。发热可为不规则低热、弛张热或稽留热。盗汗多在入睡或睡醒时，可湿透衣服。中、重度肺结核时，患侧呼吸音减弱，触诊震颤增强，叩诊呈浊音或过清音，听诊呈支气管肺泡呼吸音或湿性啰音（空洞），胸痛时可听到胸膜摩擦音（结核性胸膜炎）。

①生命线中央部位有一个大岛纹，提示有肺结核家族史（图1－10）。

②感情线紊乱，或无名指下有一方形纹扣住感情线，小指、无名指各关节处有青筋浮露，提示患有肺结核或肺有钙化点（图1－11）。

③生命线始端被干扰线干扰，生命线中央有几个小岛纹，提示患有肺结核（图1－12）。

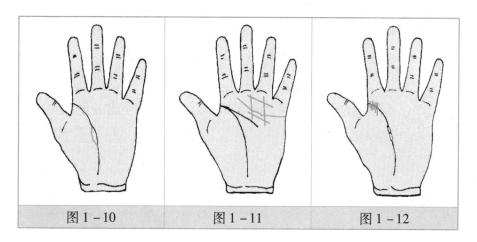

| 图1－10 | 图1－11 | 图1－12 |

④无名指、小指接掌面关节处有红斑点，或有"井"字纹，或二指有浮显纵行青筋，提示患有肺结核（图1－13）。

⑤如果在第二火星丘出现大岛纹，提示患有肺癌（图1－14）。

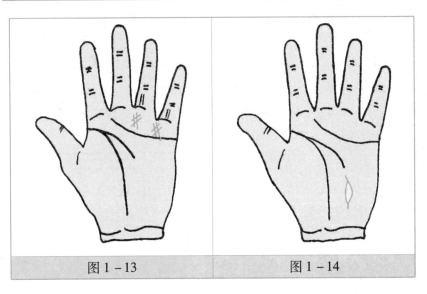

| 图 1-13 | 图 1-14 |

【有效穴位】 太渊、合谷、列缺、经渠。

【有效反射区】 甲状旁腺、喉及支气管、上身淋巴结、肺。

【操作方法】 ①用拇指指腹揉按太渊 15 次。每天 1 次。

②点合谷、列缺、经渠各 30～50 次。每天 1 次，10 次为 1 个疗程。

③甲状旁腺反射区按 10～30 次；喉及支气管、上身淋巴结反射区各按 50～100 次；肺反射区按 50～100 次。

【有效穴位】 肺反射区〔位于两手掌面中指与无名指下方、感情线上，呈扁圆形状〕。

【操作方法】 取白芥子 3 粒，用医用胶布贴压，每 3 天为 1 个疗程。

【功效主治】 止咳平喘。适用于咳喘症、肺气肿、肺结核等。

①生活有节，劳逸适度，慎起居、戒烟酒、避风寒、远房事。

②由于结核杆菌的感染是导致本病发生的直接原因，所以应尽量减少与肺结核患者，特别是活动性肺结核患者接触。

③肺结核患者宜吃滋阴养肺、清淡益气的食品，忌吃香燥伤阴耗气之物。

④应注意卧床休息，以免过于劳累引起虚劳咳嗽等，加重病情。

⑤女性患者可能会出现月经紊乱或倒经现象，应给予适当的心理安慰。

高血压

高血压又称原发性高血压，是一种以体循环动脉血压持续升高为特征的全身性慢性疾病。由已知疾病所导致的高血压，称为继发性高血压或症状性高血压。

正常成人血压应在18.7/12千帕（140/90毫米汞柱）以下，确诊高血压为21.3/12.7千帕（160/95毫米汞柱）或以上。介于两者之间为临界性高血压，较易发展为高血压病。

高血压的病因至今尚未明确。长期精神紧张、缺少体力活动、遗传因素、肥胖、摄入食盐过多者发病率高。一般认为高级神经中枢功能障碍在发病中占主导地位，体液、内分泌、肾脏等也参与发病过程。

早期表现仅在精神紧张、情绪波动或过度劳累之后出现暂时和轻度血压升高，去除原因或休息后可以恢复，称为波动性高血压，患者可出现头痛、头晕、头胀、耳鸣、眼花、失眠、健忘、注意力不集中、胸闷、乏力、心悸等症状。长期高血压易并发心、脑、肾损害。

①十指并拢时双掌指缝下掌面处有凸起脂肪丘（图1-15）。

②生命线起点偏高，生命线走到中央处与事业线相交，使酸区增大，提示患有高脂血症、高血压。酸区较大之人应预防脑溢血。全手掌呈茶红色，提示患有高血压，应当提防脑溢血发生。双手掌肤色干枯，感情线比其他主线色红，提示高血压先兆（图1-16）。

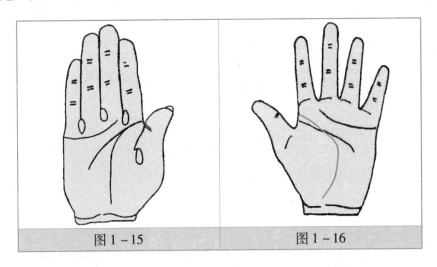

图1-15　　　　　　　　图1-16

③生命线超过中指中垂线，提示酸性体质，说明血压偏高，应预防高血压（图1-17）。

④十指甲白色甲半月过大（超过全甲的2/5），提示患有家族性高血压病（图1-18）。肥胖是高血压的危险因素之一，胖人十指无甲半月，而指甲及掌色发红，或进入老年虽不肥胖但指腹肚弹力强，应积极防治高血压。

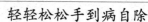
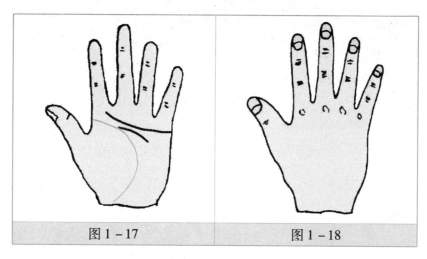

| 图 1 - 17 | 图 1 - 18 |

【有效穴位】关冲、少冲、劳宫、合谷、大陵、神门、太渊。

【有效反射区】肾、心、肾上腺、输尿管、膀胱、大脑、颈椎、内耳迷路、血压区。

【操作方法】①点揉或按揉劳宫、合谷、神门、少冲、关冲、太渊、大陵各 50~100 次，力度适中。

②在肾上腺、肾、膀胱、心、大脑反射区上各按揉 50~100 次。

③输尿管反射区由上至下、内耳迷路反射区由内向外分别推压 50~100 次，力度适中。

④在血压区、颈椎反射区各有刮压 50~100 次。

【有效穴位】合谷、阳谷、神门、阴郄、十宣。

【操作方法】穴区皮肤常规消毒后，采用毫针对准所选穴位刺入，施以中等强度刺激，平补平泻法行针，得气后留针 20~30 分钟，留针期间作间断行针。每日或隔日施治 1 次，10 次为 1 个疗程。

【功效主治】适用于高血压。

①高血压患者可以进行一些体力消耗不大的体育运动，如慢跑、原地跑步、散步等，最好是长期坚持练太极拳，科学研究表明，高血压患者长期坚持太极拳锻炼，对身体的康复有很好的效果。

②高血压患者还应该控制好自己的情绪，不可暴躁发怒，因为人在愤怒时舒张压会明显升高。因此，高血压患者一定要克制自己的情绪，这对治疗大有裨益。

③高血压患者不要吃腊肠、腌黄瓜等含盐量高的食物，也不要吃加盐制作的洋芋片及干果等食物。

④高血压是一种常见病，一旦确诊，将伴随终生。所以患者应经常了解血压的情况，掌握正确测量血压的方法，为医生的治疗提供可靠的依据。常用的测量方法为袖带测压法，此方法采用血压计测量，种类繁多，有汞柱式、表式和电子血压计，以汞柱式最常用。

低血压

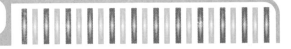

动脉血压低于正常血压标准值称为低血压。如果成年人收缩压低于 90 毫米汞柱，舒张压低于 60 毫米汞柱，就是低血压。低血压常表现为精神疲倦、乏力、健忘、头晕、头痛，甚至晕厥、心悸、心前区压闷感。低血压可以分为急性低血压、慢性低血压和直立性低血压。

慢性低血压可能是由于其他疾病造成的，如某些内分泌疾病（慢性肾上腺皮质功能不全、腺垂体功能不全或甲状腺功能低下）。显著营养不良患者可能会出现低血压。有些患有严重慢性病的患者，由于长期消耗，造成营养不足，也会患低血压。还有些心脏病患者（如慢性缩窄性心包炎）血压也低。

直立性低血压是在体位改变，如突然站立时，出现头晕、无力、衰弱感，甚至大小便失禁，慢性肾上腺皮质功能减退性低血压还可伴有体重下降、食欲不振、恶心呕吐等症状。

①如果三条主线都比较浅淡，提示体质较差，血压偏低。

②感情线走到无名指和中指缝下处下垂呈弧凹状，使碱区增大，提示患有低血压、胃下垂。（图 1 - 19）

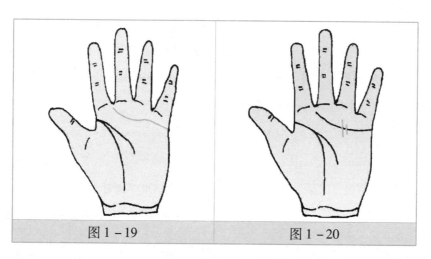

图 1 - 19　　　　　　　　图 1 - 20

③感情线走到巽位，无名指下有两条一长一短的太阳线穿插感情线，提

示血压不稳定（图1－20）。

④生命线起点低，使酸区缩小，酸区弹性差；太阳线呈"井"字纹；双手掌长期冰凉，或夏天发热而冬季发凉，提示血压偏低（图1－21）。

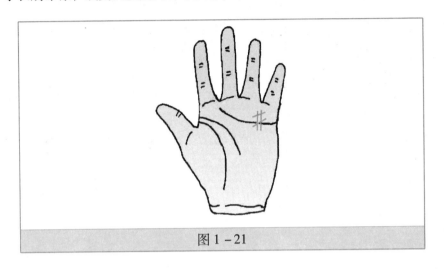

图1－21

⑤甲诊。手十指无白色甲半月或白色甲半月过小，手掌弹性差，提示血压偏低，抗病能力差，易患神经衰弱。

【有效穴位】大陵、神门、中渚、阳池、合谷、劳宫、中冲。

【有效反射区】大脑、甲状腺、肺、输尿管、血压区。

【操作方法】①用手指慢慢地压揉大陵、神门、中渚、阳池血压就会上升，自觉症状消失。在压揉时，必须注意的是，要一直压揉到穴道周围都有暖和感为止。每日1次，15日为1个疗程。

②掐揉合谷、劳宫、中冲30～50次，力度稍重，以酸痛为宜。

③按压大脑、甲状腺、肺、输尿管、血压区反射区各50～100次。

【有效穴位】心点、升压点。

【操作方法】穴区皮肤常规消毒后，采用毫针对准所选穴位刺入，施以轻刺激补法行针，得气后留针15～30分钟，留针期间作间断行针。每日或隔日施治1次，10次为1个疗程。

【功效主治】适用于低血压。

①生活有规律，饮食有营养，平时应多食一些具有温脾胃、提升阳气的食物，如生姜、韭菜、羊肉、胡椒等，可提升血压，以改善头晕、疲倦无力的症状。少吃具有降压效应的食品，如冬瓜、西瓜、芹菜、绿豆、苦瓜。

②低血压患者每当休息不好时，其血压更低。因此，低血压患者宜劳逸结合，保证充足的睡眠，注意休息。

③老年人患低血压尤其应注意平日行动不可过快过猛，因为老年人心血管代偿机制较弱，易出现晕厥。直立性低血压患者应注意在起床、站立时动作缓慢，或先保持头部低位再慢慢起立，减轻低血压发作的程度。

心脏病

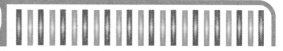

心脏功能强健是一个人健康长寿的决定性因素。

心悸是指患者自觉心跳疾速，惊惶不安，难以自持，俗称"心跳"、

"心慌"。情志损伤常诱发心悸，伴失眠、健忘、眩晕、耳鸣等。

心律不齐是指心脏搏动过快、过慢或节律不规则。心律指心跳的节律，即一次心跳与另一次心跳的节律，正常人的心律是规则的，如果两次心跳之间的间歇有时快，有时慢，心律不规则，即心律不齐。

心率是指心跳频率，即每分钟的心跳次数，正常成人安静时心率为每分钟60～100次，平均75次。心率超过每分钟100次，称心动过速，若心率低于每分钟60次，称心动过缓。

①感情线上有明显的大"十"字纹，提示心脏病先兆，此人常有大声讲话和工作到深夜的习惯（图1-22）。

②感情线与智慧线之间有贯桥线，提示患心脏病（图1-23）。

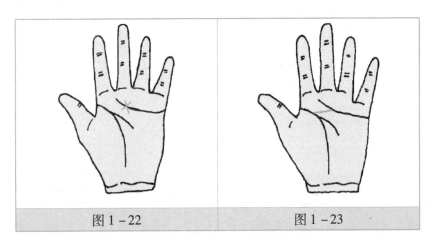

| 图1-22 | 图1-23 |

③中指下离位有明显的三角纹，提示患心脏病（图1-24）。

④智慧线中央处出现有三四个小眼状纹，提示劳累所致心悸。非健康线比其他主线粗而且发黑，提示患心脏病（图1-25）。

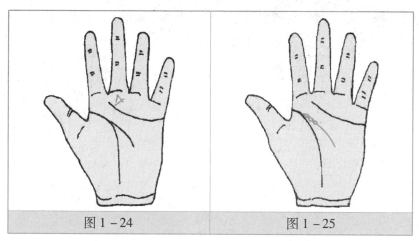

| 图 1 - 24 | 图 1 - 25 |

⑤太阳线上有"十"字纹、"米"字纹，提示患突发性心脏病（图1 - 26）。

⑥手掌方庭内有一两个"十"字纹（图1 - 27），大拇指腹肚外侧有"十"字纹，中指短于两邻指，感情线上出现红色斑点，均提示心律不齐（心动过速或心动过缓）。

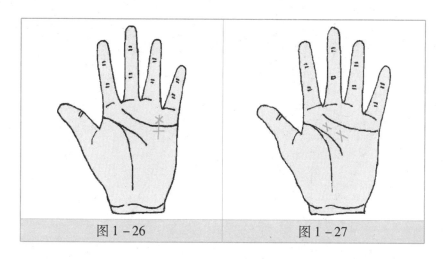

| 图 1 - 26 | 图 1 - 27 |

⑦手掌方庭狭窄，多提示二尖瓣狭窄；事业线又深又红，直捣中指掌面内，提示患心脏病已久（图1 - 28）。手掌方庭内有自然形成的硬皮结，提示患心脏病。

⑧感情线紊乱，末端出现"米"字纹，手掌方庭内有"丰"字纹，均提

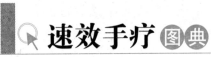

示患冠心病（图1-29）。智慧线在中指下中断，提示患心脏病。

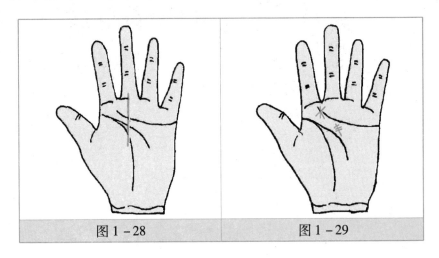

| 图1-28 | 图1-29 |

⑨生命线上出现"米"字纹、"十"字纹、"厶"字纹、"女"字纹，智慧线也同时出现"十"字纹、"米"字纹，提示患心绞痛（图1-30）。

⑩感情线走至无名指下分大叉而行，提示易患心脏病（图1-31）。

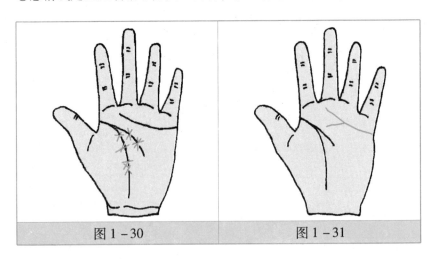

| 图1-30 | 图1-31 |

【有效穴位】内关、中泉、虎口、神门、大陵、劳宫、中冲。

【有效反射区】心脏。

【操作方法】①按揉内关、神门、大陵、劳宫、中泉各50～100次，掐虎口，点掐中冲各30～50次。每日1次，10次为1个疗程。

②以拇指端从手腕或者手背向手指方向压或推压心脏反射区5～10次或按摩5～10次。

【有效穴位】心点、胸点、急救点。

【操作方法】治疗部位常规消毒后，用毫针对准所选穴刺入，用强刺激泻法捻转，得气后留针30分钟，间断行针。每日1次，10次为1个疗程。待痛止后改隔日针1次。

【功效主治】适用于心绞痛。

【药物组成】红洋汤（川红花、泽兰、麻黄、桂枝、白芥子各50克）。

【用量用法】每日1剂，加清水适量，煎煮后，取药汁倒入洁净的盆内，待药温适宜时温泡双手。每次30分钟，每日2次，10次为1个疗程。

【功效主治】活血化瘀，温经通络。适用于冠心病。

①心脏病的饮食原则为"三低"，即：低热量、低脂肪、低胆固醇。平时可多食坚果类、豆制品、黑芝麻、玉米、马铃薯、菠菜、黑木耳、海带、苹果等，保持大便通畅。

②烟草中的烟碱可使心跳加快、血压升高、心脏耗氧量增加、血管痉挛、血液流动异常、血小板粘附性增加。过量摄入乙醇能降低心肌收缩力，对于

患心脏病的人来说，酗酒不仅会加重心脏的负担，还会导致心律失常，并影响脂肪代谢，促进动脉硬化。

③平时注意避免剧烈活动和过度疲劳，急性发作期或心功能不全者应注意休息。轻者可适当参加体育锻炼，如太极拳、五禽戏、气功等。

④生活要规律，劳逸结合，注意保暖，避免寒冷刺激，不在清晨迎风跑步或骑车，克服不良情绪，避免生活中不恰当的运动，如爬楼、快步走或追赶车辆等。

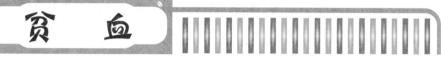

贫　血

贫血是一种相当常见的疾病，指单位体积血液内红细胞数和血红蛋白含量低于正常值。正常成年男性和女性血红蛋白量分别为 12～16 克/立方毫米和 11～15 克/立方毫米，男性和女红细胞数分别为 400～550 万/立方毫米和 350～500 万/立方毫米。凡低于该指标者即为贫血，临床多出现面色苍白、头昏乏力、心悸气急等症状。

中医一般将贫血划入"血虚"或"虚劳亡血"的范畴，认为血的生成和调节与心、肝、脾、肾等脏腑均密切相关，心、肝、脾、肾功能衰弱可导致血虚。血虚的形成主要有两种原因。

①外因。中医认为，外邪六淫与温热入侵机体，潜而不定期出，深入化血之机，而致使新血无生；而现代医学证明："细菌感染、原虫、毒素发生溶血为病"。二者不谋而合。

②内因。七情失节、饮食失宜、失血、先天禀赋不足、病后房劳过甚、妊娠失调等皆可引起造血之机受阻；此外，消化紊乱、水谷不化、精微不

成，也可发生血虚。这一点与现代医学的"缺乏造血原料或造血器官功能障碍，或慢性失血而成贫血"基本上是一致的。

①智慧线线纹浅呈且断续状，提示患有低血压、眩晕、贫血、脑供血不足（图1-32）。

②智慧线出现"十"字纹或岛纹，或者末端有分叉且成"八"字形，提示患有贫血（图1-33）。

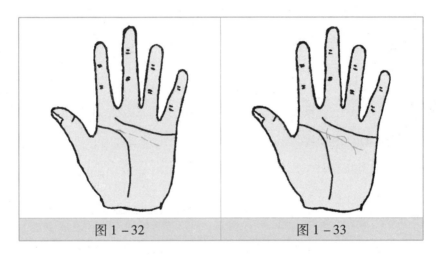

图1-32　　　　　　　　　　图1-33

③十指指甲都变成淡白色，没有血色或指甲较正常人小，指甲头较正常人尖，提示患有贫血。

【有效穴位】内关、神门。

【有效反射区】胃、肾、输尿管、膀胱、脾、心、十二指肠、肝、腹腔神经丛。

【操作方法】①点揉内关、神门各 50~100 次，力度适中，以酸痛为宜。

②推压手心 50~100 次，力度稍重。

③点揉肝、心、脾、胃、肾、膀胱等反射区各 50~100 次，力度以局部胀痛为宜。

④输尿管反射区由上向下、十二指肠反射区由下向上各推压 50~100 次，力度适中。

【有效穴位】阳池（位于手背横纹中，两筋尺侧凹陷中）。

【操作方法】施以药艾条法，每次施灸 10~15 分钟，或施以艾炷灸法，每次取半粒米大小的艾炷施灸。均每日 1 次。

【功效主治】活血养血。适用于贫血。

合理的饮食调养对治疗贫血起着重要的作用，多数贫血病人可通过饮食进行调理。

①高蛋白低脂肪。对一般贫血患者来说，首先应考虑给予高蛋白饮食；其次，脂肪可抑制人体的造血功能，因此要控制脂肪的摄入量。

②丰富的维生素 A、维生素 B_1、维生素 B_{12}、维生素 C 和叶酸等对于贫血的恢复至关重要。应注意多吃粗粮、动物肝脏和各种新鲜蔬菜和水果。

③补充微量元素。除铁外，微量元素铜对改善贫血也相当重要，一般日常膳食即可满足。因此，要注意日常膳食的合理搭配。

④少食含盐食物。贫血患者应少食含盐食物，如果出现水肿还应暂时禁盐。

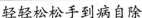

便 秘

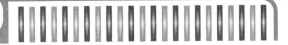

　　便秘是消化系统常见症状之一，可由肠道器质性疾病引起，但大多数属于单纯性（功能性）便秘，即由于排便反射失常引起所谓直肠便秘或习惯性便秘。一般来说，排便后8小时内所进食物残渣在40小时内未能排出，即是便秘。

　　临床表现为：排便次数减少，大便干燥或者秘结不通，排便后没有正常的舒快感。部分患者可有头晕、食欲不振、腹胀、腹痛、口苦、肛门排气多，伴随全身不适、烦燥、失眠甚至体重下降等症状。

　　一般来说，短期便秘对人体的影响不大，但如果便秘长期得不到纠正，直肠内的有害物质不能及时排除，就会对人体产生不良影响。由于这些影响是逐渐产生的，不容易立即引起重视，发现后再治疗已是亡羊补牢。便秘可以引起早衰、营养不良、肥胖、肠癌及某些精神障碍等病。老年人便秘还会诱发和加重心绞痛、脑溢血、肺气肿、痔疮、肛裂等症。

症状表现

　　①生命线下端处有细支线走流到地丘位，为便秘线，线长提示患有习惯性便秘（图1-34）。

　　②智慧线很浅，或无智慧线，或既浅又短，提示此人自幼患习惯性便秘（图1-35）。

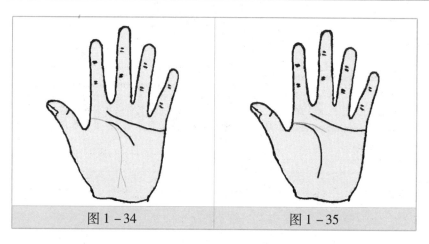

| 图 1 - 34 | 图 1 - 35 |

③掌色紫赤色，提示为热秘；掌色苍白无华，提示为虚秘。

④甲色苍白无华或黄暗，拇指上有深的高低不平的坚棱，如果为黑黄色，提示患有便秘。

⑤大鱼际（艮位）外出现血管显露，提示大便干燥。

【有效穴位】合谷、外关、二白、中泉、中魁。

【有效反射区】肾、输尿管、肺、膀胱、大肠、小肠、肾。

【操作方法】①按揉掐合谷、外关、二白、中泉、中魁各 1～2 分钟，力量以酸胀为度。

②按揉或推按肾、输尿管、膀胱、肺、大肠、小肠、肾反射区100～300次。

【有效穴位】合谷、支沟。

【操作方法】治疗部位常规消毒后，用毫针对准所选穴位直刺入 0.8 寸，用强刺激，得气后留针 30 分钟，间歇行针。每日 1 次，中病即止。

【功效主治】便秘。

①饮食上要注意少吃辛辣刺激性食物，多吃富含粗纤维的食物。饮食不要长期过于精细，因为如果对肠道的刺激不够，就会导致肠道蠕动不足，而引起便秘。

②尽量做一些运动，比如散步、打太极拳。不能活动的患者如瘫痪患者，可试做腹肌收缩和提肛运动，产后妇女也可尽早做腹肌收缩运动。具体方法是：深吸气，同时放松腹肌，使腹部隆起；然后呼气，收缩腹肌，使腹部凹陷。

③早晨可空腹饮用一杯凉白开水，最好能养成定时排便的习惯，有规律的排便对于防治便秘非常重要。

④生活要有规律，按时进餐、睡眠，不要轻易打乱生物钟。

慢性胃炎

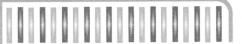

慢性胃炎是由于胃黏膜受到各种致病因子的侵袭而发生的一种慢性炎症性或萎缩性病变，是一种常见的胃病。本病的病情轻重不一，按胃镜形态学和组织病理学观察，一般分为慢性浅表性胃炎、慢性萎缩性胃炎和慢性肥厚性胃炎3种。

临床表现为上腹部不适或疼痛，也可为无规律的阵发性或持续性上腹疼痛。除疼痛外，可能伴有食欲不振、恶心、腹胀及嗳气、反酸。慢性萎缩性胃炎一般有上腹部轻微压痛，可伴有疲乏、痞满、贫血、腹泻、消瘦、皮肤黏膜苍白及光滑舌等。

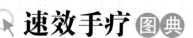

①感情线末端走行到食、中两指缝内，提示此人自幼消化功能差（图1-36）。

②生命线中央震位处有较浅的横凹沟，提示慢性胃炎、消化不良，若震位有较深的横凹沟，提示患有萎缩性胃炎（图1-37）。

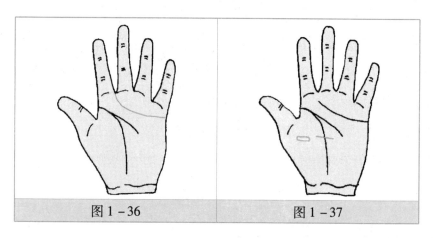

图1-36   图1-37

③感情线上中指下有小方纹或小竖干扰线，提示患有胃溃疡、慢性胃炎（图1-38）。

④双手生命线、智慧线交叉处呈菱形纹，提示患有胃病（图1-39）。

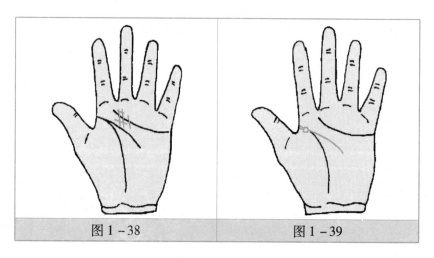

图1-38   图1-39

⑤手掌中央发白，提示慢性胃病，若此处发硬，有较大的肉结，提示胃有恶变（图1-40）。

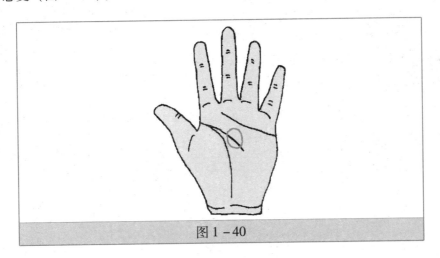

图1-40

【有效穴位】合谷、神门、阳溪、阳谷。

【有效反射区】肾、肾上腺、输尿管、膀胱、腹腔神经丛、脾、肺、尿道。

【操作方法】①点按或拿捏以上穴各50～100次，重点在合谷、神门。各治疗区可反复交替使用，每天按摩2次，至症状消失。

②按揉肾、肾上腺、膀胱、脾各反射区各50～100次，力度稍重。

③输尿管反射区由上向下、肺反射区由内向外各推压50～100次，力度适中。

④腹腔神经丛、尿道各反射区反射区各推压30～50次。

【有效穴位】太渊、内关、四横纹、鬼当。

【操作方法】治疗部位常规消毒后，用毫针对准所选穴位刺入，急性胃炎用强刺激，慢性胃炎用中刺激，得气后留针 15～30 分钟，每日或隔日 1 次，中病即止。

【功效主治】急、慢性胃炎。

 家庭防治

①适当运动是增加胃肠蠕动的好办法，能有效促进胃排空，使胃肠分泌增加，消化功能增强，有助于胃炎康复。

②慢性胃炎患者应戒烟，以利胃炎早日治愈。

③治疗轻度胃炎常用抗酸剂，最好在进食 1～2 小时后服药，此时正是胃酸分泌最高峰，可起到抗酸作用，如能够在晚上 9～10 时临睡前再服 1 次，则效果更佳。

④食物以富有营养、易消化的细软食物为主，多吃含植物蛋白、维生素多的食物，如煮熟的栗子、大米粥、羊奶、酸乳、白乳酪、鲜牛奶。如果症状严重，则可以吃一些软性食物，例如米汤、酪梨、香蕉、马铃薯、南瓜等。

胃下垂

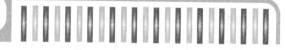

　　胃下垂是指胃全部下降至不正常的位置。这种疾病多由于腹壁的紧张度发生变化，如腹壁脂肪缺乏、肌肉松弛、腹压减低所引起。身体瘦弱、胸廓狭长的人容易患胃下垂。如果经常压迫胸部和上腹部，也容易患胃下垂。身体肥胖但是由于某种原因而突然消瘦的，以及妇女生育过多，都容易患胃下垂。

患有胃下垂的人特征非常明显，往往身体显得单薄，前胸贴后背，手臂细长。临床表现为：身体消瘦，乏力，食欲不振，食纳减少，胸脘胀闷不舒服，尤其是在饭后。吃东西时会产生腹部下坠的感觉，还有腰痛，呕吐，嗳气，以及大便不通畅等。患胃下垂的人在做弯腰动作时会引起腹部疼痛，在平卧时症状会稍微减轻一些。

中医学理论认为，胃下垂多由脾胃虚弱、中气下陷所导致，脾主肌肉而司运化，脾虚弱则运化失常，中气升举无力，因而会导致胃下垂。

①事业线顶端有如羽毛球拍样的长竖岛纹，提示患胃下垂（图1-41）。

②手指长于掌部，形成明显的长方形手，提示易患胃下垂（图1-42）。

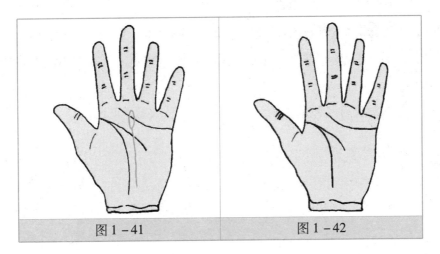

| 图1-41 | 图1-42 |

③感情线在无名指或中指下呈下行弧状，使手掌碱区增大，提示患有胃下垂（图1-43）。

④中指指甲甲体增大而厚，欠色泽，甲根皮带增宽且紧粘甲根面，若中指甲身伴有黑乌色纵线纹，甲根皮肤变皱，提示患重度胃下垂（图1-44）。

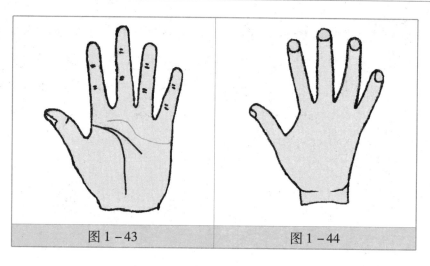

| 图 1－43 | 图 1－44 |

【有效穴位】内关、合谷。

【有效反射区】肾、脾、胃肠、大肠。

【操作方法】①按揉内关或掐按合谷各 30～50 次。每天 1 次，10 次为 1 个疗程。

②揉捏肾反射区、脾反射区、胃肠反射区、大肠反射区各 15 次。

【药物组成】蓖麻仁 100 克，五倍子、升麻各 5 克。

【操作方法】先将蓖麻子去壳。后两味药共研细末，入蓖麻仁共捣烂如泥成软膏状，备用。用时每次取本膏 20～30 克，外敷于双手心劳宫和百会上，包扎固定。每日换药 1 次，10 次为 1 个疗程。

【功效主治】胃下垂。

①平时一定要注意饮食习惯，不宜吃得过饱，避免暴饮暴食，并尽可能少喝汤水。

②最好选择营养价值较高又容易消化，而且相对来说体积比较小的食物。

③采用少吃多餐的方法，尽可能减轻胃的负担。进食后，最好平卧一段时间，让胃充分舒展。

④一般来说，患有胃下垂的人，腹部肌肉都不是很发达。所以，平时应该多参加体育运动，使腹部肌肉强壮一些，保持一定的张力，但应避免剧烈运动。

胃及十二指肠溃疡

胃溃疡和十二指肠溃疡虽然发生的部位不同，但发生溃疡的原因是一样的，所以疗法也大致相同，现在先说明胃溃疡发生的原因及症状。

现代医学认为，胃黏膜血液循环不良导致该部位抵抗力下降，在这些抵抗力较弱的地方，由于受到过多胃酸的刺激而产生溃疡，所以，胃酸过多是溃疡的主因。

疼痛的部位常在胸骨下方，也就是我们常说的的心窝部，有时因神经传导，会放射到胸部两下侧，甚至背后和肩部。大多数患者在饭后痛，因为胃溃疡和饮食有关。胃溃疡疼痛时，吃了东西，反而觉得好一点，但又不能多吃，因为吃多了，会发胀，结果痛得更厉害。除了疼痛之外，有时还会吐酸水、呕吐，至于大便，几乎经常秘结，有时便血或吐血。

十二指肠溃疡的症状和胃溃疡差不多，发生的原因也大致相同，但是疼痛的部位在心窝部偏右方，比胃溃疡痛的部位稍向右且低一点，鉴别的要点是疼痛的时间，十二指肠溃疡大多在饥饿时痛或者后半夜痛。

严重的溃疡会使患者大量出血而呈休克状态，也有可能迁延不愈，导致穿孔、幽门狭窄、严重腹膜炎等并发症，甚至危及生命。所以，平常如见大便为深咖啡色或黑色，可能就是胃及十二指肠溃疡的征兆，应立即去医院就诊。

①智慧线突然如书法折锋下行，提示易患胃病（图1-45）。

②生命线中央有几个小岛纹相连，震位有"井"字纹，提示胃溃疡、十二指肠溃疡（图1-46）。手掌面各关节处青筋显露，提示有肠胃功能障碍。

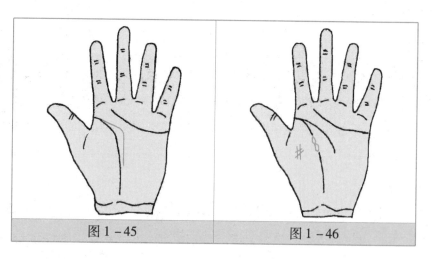

图1-45　　　　　　　　　　图1-46

③大拇指指甲面无外伤时，有明显紫色斑块，提示近期有胃出血史。

④十指指甲甲半月过大，而且甲半月前端边缘呈锯齿状，提示有胃恶性病变先兆（图1-47）。

⑤中指指甲两侧呈方形，提示患胃窦炎。

⑥用笔杆端按大拇指少商，感觉有压痛，提示患胃病（图1-48）。

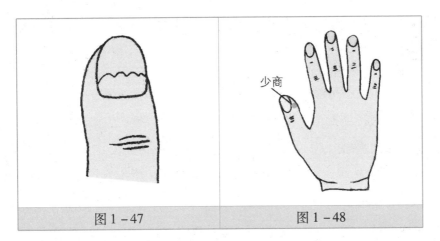

少商

| 图1-47 | 图1-48 |

⑦在手掌劳宫处皮下有红色斑片，提示患胃溃疡，并且正在出血。

【有效穴位】曲池、手三里、合谷、三间、二间、中魁。

【有效反射区】肾、输尿管、膀胱、胃、脾、肝、十二指肠、大脑、腹腔神经丛。

【操作方法】①按压曲池、手三里各50次，力度以酸痛为宜，其中手三里可缓解因胃病所致的不适症状。

②掐按合谷、中魁、二间、三间各30~50次，力度适中，以胀痛为宜。

③用拇指揉压胃、十二指肠、大脑、肝、脾反射区30~50次。

④食指按压膀胱、输尿管、肾、腹腔神经丛反射区30~50次，力度适中。

【有效穴位】手三里（位于阳溪与曲池的连线上，曲池下2寸处）。

【操作方法】每次施灸 3～5 壮，每日 1 次。

【功效主治】化淤逐滞，通利胃气。适用于气血瘀滞型胃溃疡。

 家庭 防治

①宽松的气氛可以使人精神放松，这样对溃疡病康复有一定好处。溃疡病患者不应过度劳累，工作节奏过快、工作安排混乱、劳累过度、精神高度紧张会引发胃出血。

②心理调适。心理调适的原则是生活规律，情绪稳定。消化道虽然由自主神经支配，但与大脑皮层的意识活动关系密切，心情不好时食欲不振、饮食乏味就是这个道理。还有，思虑过度和郁闷生气都可以引起胃溃疡。所以，减少思虑，放松心情，对于预防胃及十二指肠溃疡十分重要。

③忌食坚硬或油腻的食物。如花生、瓜子、榧子、胡桃肉、油煎饼、炸猪排、炸鹌鹑、烤羊肉等坚硬的食物会摩擦溃疡面，加重疼痛；为了消化不易消化的食物，胃黏膜会增加胃酸分泌，加重溃疡病发作。

④忌食过热或过冷的食物。过热的食物进入胃中，会使胃血管扩张，容易诱发溃疡出血；过冷食物则会造成胃肌痉挛，血管收缩，加重疼痛和消化不良。因此各种冷饮、生拌冷菜、热汤、开水等，都应禁忌。

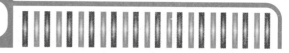 肝　炎

　　肝脏发生炎性病变，就是肝炎。肝炎的病因有肝炎病毒、阿米巴等感染，也可由于毒素、药物、化学品中毒等引起，有急性、慢性之分。症状上的共同之处为恶心、食欲差、厌油、脘腹胀闷、大便时溏时秘、易疲劳、

发热，出虚汗、睡眠差、肝区不适或疼痛、隐痛、肝功能异常、肝大、乏力等。传染性肝炎又叫病毒性肝炎，多由肝炎病毒引起。现在已知肝炎至少可有甲、乙、丙、丁、戊等多种。

　　该病极易传染，故确诊后应对患者分床分食进行隔离为好。肝炎的主要症状有食欲减退、恶心、乏力、肝大、伴压痛等。急性黄疸型肝炎除以上症状外，在病程 1 个月左右，巩膜（眼白）和皮肤可出现黄疸，并有瘙痒，尿呈茶红色，整个黄疸期持续 2~6 周，随着黄疸的消退，患者进入恢复期，食欲和乏力等症状好转，肝脏缩小，压痛消失，肝功能恢复正常，恢复期平均 1 周左右。极少数急性黄疸型肝炎患者症状严重，黄疸迅速加深，肝脏迅速缩小，有全身出血倾向；急性重症肝炎（急性重型肝炎）的中枢神经系统症状最突出，如烦躁不安、尖声喊叫、精神错乱、嗜睡、昏迷等，且预后很差，病程一般不超过 3 周。慢性肝炎中慢性迁延性肝炎的病程常超过半年，病情不见明显好转，反复出现肝区痛、食欲减退、疲乏无力、腹胀等症状，肝脏也可肿大、有压痛，肝功能异常反复出现，但并不严重；而慢性活动性肝炎的患者一般情况较差，面色晦暗，有肝掌或蜘蛛痣出现，肝脏质地较硬，脾大。

　　①有较浅的肝分线或肝分线上有小竖干扰线，提示有慢性肝炎病史（图 1-49）。

　　②有肝分线且肝分线上有岛纹，提示多为大量饮酒或过量长期服药引起肝损伤（图 1-50）。

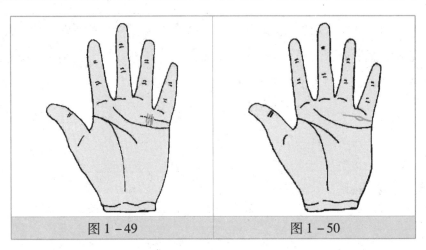

| 图1－49 | 图1－50 |

③感情线起端有大分叉，提示幼年患过肝炎或伤寒；健康线上出现许多细小的纹线，也提示患肝炎（图1－51）。

④智慧线与生命线的夹角处肝区有过多的"十"字纹、"米"字纹或三角纹，则提示患有肝炎（图1－52）。

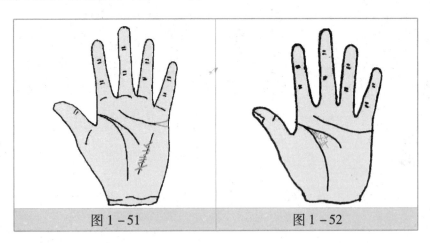

| 图1－51 | 图1－52 |

按摩疗法

【有效穴位】中冲。

【有效反射区】胆囊、胃、肝、胸。

【操作方法】①按中冲 30~50 次。每日 1 次。

②按胆囊反射区、胃反射区，掐肝反射区，揉胸反射区各 30~50 次。每日 1 次。

【药物组成】鲜虎爪草 30 克。

【操作方法】上药经捣碎后，取黄豆般大小 1 粒，贴敷于左手列缺，待 24 小时起泡后，再用消毒针头挑破，挤除黄水，涂上甲紫药水，外用敷料包扎固定。

【功效主治】传染性肝炎。

①肝炎患者必须心胸开阔，情绪饱满，树立与疾病做斗争的信心，抱着"既来之，则安之"的乐观心态，这样会减轻病痛，促进机体免疫功能增强，保持内环境稳定，有利于疾病的治疗和恢复。

②充足的睡眠有利于肝脏藏血，也是养肝的最好办法，因肝脏具有贮藏血液和调节血量的作用，活动量越大，其肝脏的血流量就越小，故到达肝脏的营养成分就越少，肝病恢复就越慢。所以，按时休息对肝病患者的保养非常重要，活动量也以不引起疲劳为原则。

③定时进餐，饮食定量，每餐不宜太饱。少食油腻及不易消化食物。适当多食新鲜水果、蔬菜和豆制品。忌酒，因酒精在肝脏代谢，故大量饮酒会加重肝脏损害。

④根据自己的身体状况，加强身体锻炼，如散步、打太极拳、游泳等，有利于增强体质，提高免疫力，对机体和肝脏能起到很好的保护作用。

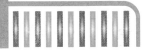

急慢性肠炎

急性肠炎多由过度进食刺激性食物，或暴饮暴食，或腹部受寒凉，或食变质有毒的食物而引起。一年四季均可发生，但以春秋两季发病率最高。

慢性肠炎是肠壁黏膜的慢性炎症性病变，多因肠道慢性感染或炎症性疾病所致，或因急性肠炎误治、延治迁延而成。情志失调或脏器虚弱是引起慢性肠炎的主要原因。临床表现为大便次数增多，粪质稀薄。

①生命线内侧有一条紧逼的平行稍长副线，提示患慢性结肠炎，只要一吃凉的食物就拉肚子（图1-53）。

②小鱼际有过多的干扰纹，提示患慢性肠炎；无名指有青筋，提示胃肠功能紊乱（图1-54）。

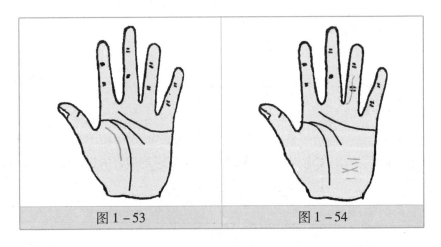

| 图1-53 | 图1-54 |

③十指指甲前端甲缘下发红色，提示患急性肠炎。十指甲面有紫色纵线纹，提示大肠恶病变，其甲面纵线色泽与疾病轻重有关。

【有效穴位】三间。

【有效反射区】肾、大肠、胃、消化道、肛门。

【操作方法】①按揉三间 30～50 次，每日 1 次，10 次为 1 个疗程。

②揉捏肾、大肠反射区各 15 次。

③点揉胃、消化道、大肠、肛门反射区；掐点大肠点、肾穴。每次治疗20～30 分钟，每日施治 1 次，10 次为 1 个疗程。

【有效经穴】曲泽、委中。

【操作方法】采用三棱针作点刺曲泽（位于肘横纹中间，肱二头肌腱尺侧缘处）、委中（位于窝横纹的中央处）。以少量出血为宜。

【功效主治】清利湿热，调和阴阳。适用于急性肠炎（主用于水泻脱水）。

①注意饮食、讲究卫生，不吃不洁净的食物，尽量少吃小摊上的食品，以免感染细菌。另外，要做到饮食有节，以利脾胃受纳吸收。

②加强锻炼，增强机体抵抗力，使脾旺不易受邪。保持心情舒畅，以求胃肠功能平衡。

③注意保持室内清洁、通风，及时倒掉排泄物。属于寒湿和脾肾虚弱的腹泻，宜住向阳居室。湿热泄泻者室内宜凉爽干燥。

④床单要保持清洁、平整，臀部皮肤要保持干燥，肛门周围应每日用清水冲洗擦干，避免皮肤感染及褥疮。

胆囊炎

胆囊炎是细菌性感染或化学性刺激（胆汁成分改变）引起的胆囊炎性病变。本病常见于35～45岁的中年人，女性发病较男性为多，尤多见于肥胖且多次妊娠的妇女。急性发作时表现为急性腹痛，慢性胆炎囊患者，除偶有上腹不适、消化不良外，症状不明显。急性发作后，加重了胆囊的慢性炎症病变，而慢性胆囊炎使胆囊的排空功能受到影响，又容易导致急性发作。90%以上的胆囊炎继发于胆囊结石，少数胆囊炎无结石，称为单纯性胆囊炎。单纯性胆囊炎治疗并不困难，预后良好。坏疽性胆囊炎或合并胆总管感染时，特别是老年患者，则有一定的危险。本病属中医"胁痛"、"疸胀"、"黄疸"等病症范畴。

症状 表现

①食指下掌面巽位有方形纹、"十"字纹，提示患有胆囊炎、胆囊息肉（图1－55）。

②木星丘有"十"字纹或三角纹（图1－56），说明肝胆功能失调，会引发胆囊炎，三角纹说明有向息肉发展趋势，应防胆囊息肉。

③中年人手背出现黑褐色斑点或斑块，或者手背皮肤几乎全变成黑褐色，提示患有胆囊疾病。

④中指和无名指指甲面有纵条纹，建议此人平时养成吃早饭的习惯，以防胆囊疾患发生。

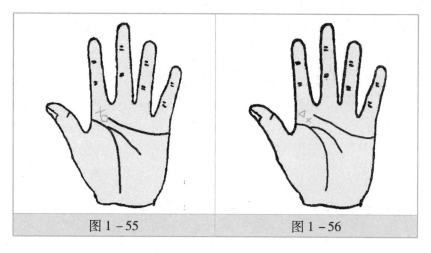

| 图 1 - 55 | 图 1 - 56 |

【有效穴位】外关、内关、腕骨、中渚、神门、中泉、肝胆。

【有效反射区】肾、输尿管、膀胱、肺、胆、肝、胃、十二指肠、胸腺淋巴结、上身淋巴结、下身淋巴结、腹腔神经丛等。

【操作方法】①外关、内关、腕骨、中渚、神门、中泉按揉弹拨 1 ~ 2 分钟。

②三焦点、肝点、偏头点、胃肠点等各点按揉掐 1 ~ 2 分钟。

③肾、输尿管、膀胱、肺、胆、肝、胃、十二指肠、胸腺淋巴结、上身淋巴结、下身淋巴结、腹腔神经丛等按揉或推揉 100 次。

④肝胆穴点按揉 2 分钟。

【有效穴位】肝穴（位于无名指第二关节的正中央处）。

【操作方法】取王不留行 1 粒，以医用胶布两块贴压于肝穴，6 天为 1 个疗程。

【功效主治】疏肝养肝，清热解毒。适用于肝炎、黄疸、胆囊炎等。

187

①中医学认为，情志不调、肝气郁结、疏泄失职、胆汁淤滞是形成炎症与结石的主要因素。因此，要注意调摄精神，保持心情舒畅，避免发怒、焦虑、忧郁等不利于健康的情绪变动。若精神愉快，则人体的气机通畅，气血调和，肝的疏泄功能正常，胆汁就能够正常分泌和排泄，避免胆囊炎的发生。

②经常便秘是诱发胆囊炎的重要原因之一。故防止和纠正便秘，保持大便通畅十分重要。平时应多动少静，养成定时排便的习惯，保持胃肠功能正常。饮食可多吃富含纤维素的新鲜水果和蔬菜，如香蕉、苹果、萝卜、白菜、芥菜等，以增加肠容量，刺激肠蠕动，防止发生便秘。

③饮酒可促进缩胆素分泌，增强胆囊收缩，使肠道口括约肌不能及时松弛排出胆汁，可能引起慢性胆囊炎急性发作，故胆囊炎与胆石症患者均需忌酒。

④注意饮食卫生，食不过饱，平时以低脂肪、低胆固醇食物为佳，不吃肥肉、油炸食物等高脂食物。核桃、花生仁、腰果等含油脂多的食物也不宜多吃。

胆结石

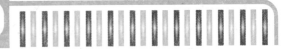

胆囊内胆固醇或胆红素结晶形成的一粒粒小团块叫胆结石。胆汁由肝脏产生，贮存在胆囊内，胆汁的作用是帮助消化脂肪。胆囊内胆汁化学平衡的改变导致结石形成，这种改变一般是高胆固醇和高血脂造成的。

胆结石的成分最常见的是胆固醇，从细小结晶体到直径2.5厘米大小的块状物。女性发病率高于男性，年纪大的人多见。

①右手巽位有明显"米"字纹，或方形纹内又有"十"字纹，均提示患胆结石。若巽位皮厚兼凹状，提示胆囊切除（图1-57）。

②如果巽位有明显的"井"字纹，同样提示患胆结石（图1-58）。

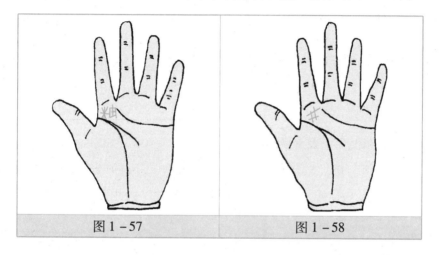

图1-57　　　　　　　　　　图1-58

③生命线胆区发暗或有干扰纹切过，提示患肝胆疾病已久（图1-59）。

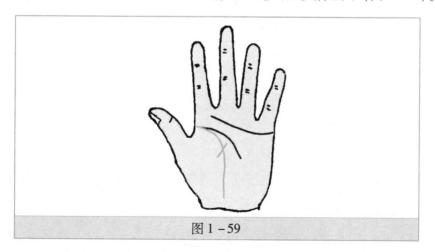

图1-59

④中年人手背出现黑褐色斑点或斑块，或者手背皮肤几乎全变成褐色，提示患胆囊疾病。

⑤中指指甲面有链状纵纹，提示患有胆结石。

按摩疗法

【有效穴位】中渚、肝穴。

【有效反射区】胆、腹、肝、十二指肠。

【操作方法】①掐按中渚、肝穴各 15 次。每天 1 次，10 次为 1 疗程。

②揉捏胆、腹、肝、十二指肠反射区各 15 次。每天 1 次，10 次为 1 疗程。

 贴敷疗法

【药物组成】鲜毛茛全草 30 克。

【操作方法】捣烂后贴敷于列缺，待局部有发热感时去药，可见许多小泡，再用消毒针头挑破，流尽黄水，涂上甲紫药水，外用敷料包扎固定。

【功效主治】胆结石。

 家庭防治

①保持良好的饮食习惯，三餐均匀进食，使胆汁分泌规律化；多饮水，保证胆汁不会过分浓缩；控制高蛋白、高脂肪食物，以免身体肥胖，生成胆固醇结石。少饮酒，研究表明，饮酒易患胆结石。

②适当运动。久坐久卧会使胆汁在胆道内运动缓慢，从而为结石的产生创造条件。

③保持良好情绪，良好的心情有助于身体代谢的调节，从而使各脏器运行正常，有利于预防胆结石。

④防胆道感染，不少胆结石都是以逆行到胆道的蛔虫卵和蛔虫残体为核心形成。

⑤有急性或慢性胆囊炎者要积极治疗，避免胆汁淤积，以预防胆结石的形成。

如果已进行手术，则要注意以下几点。

①术后多做深呼吸、咳嗽，每两小时在床上翻身运动一下，以利于伤口愈合。

②及早下床活动，预防手术合并症。

③伤口保持清洁、干净。

④一般需拆线后两天才可洗澡。且术后 6 周内，避免提 2 千克以上的重物。

⑤术后依旧保持低油饮食。

⑥出院后注意观察，若发现大便灰白、小便茶色，皮肤及巩膜就泛黄，发烧或腹部异常疼痛，则需及时与医生联系。

糖尿病

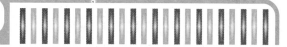

　　糖尿病是由于胰岛功能减退而引起的糖类代谢紊乱的一种代谢障碍性疾病，是最常见的慢性疾病之一，其主要特点表现为血糖过高，临床出现"多尿、多饮、多食、消瘦"等症状，即典型的"三多一少"。

　　糖尿病分 1 型糖尿病、2 型糖尿病和妊娠期糖尿病。1 型糖尿病多发生于青少年，其胰岛素分泌缺乏，必须依赖胰岛素治疗来维持正常生命；2 型糖尿病多见于中老年人，其胰岛素的分泌正常甚至偏高，病因主要是机体对胰岛素不敏感；妊娠期糖尿病通常在分娩后自愈。糖尿病发展阶段可分为 5 期。

　　1 期：糖尿病前期。主要表现为形体超重肥胖，食欲旺盛，看似健壮，但精力、体力却有所减退；空腹血糖正常或稍高，但餐后有高血糖及糖尿，糖耐量试验异常，血脂多偏高。

2期：糖尿病症状期。具有多饮、多尿、多食、消瘦、乏力等典型症状；血糖、尿糖、糖基化血红蛋白均偏高，血脂多偏高；并可伴有高血压。

3期：合并症早期。出现临床血管神经并发症，如早期神经病变，视网膜病变1~2期、早期糖尿病性心脏病或大血管病变等。

4期：合并症中期。表现为合并症加重至功能失代偿，如糖尿病病至肾功能失代偿、糖尿病性心脏病至心功能失代偿，或出现典型的糖尿病神经病变表现。

5期：合并症后期。表现为合并症严重或脏器严重受损，甚至器官或肢体残废，多能危及生命。

症状表现

①手掌小鱼际处有两三条明显的放纵线，提示患糖尿病（图1-60）。

②生命线弩张，使酸区扩大，大、小鱼际掌面处颜色发红，提示患有高血糖（图1-61）。

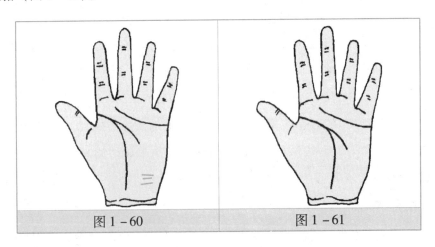

图1-60　　　　　　　　　　图1-61

③生命线近末端处出现"星"状纹或较大的三角岛纹，生命线中段出现较为明显的干扰线（图1-62）。

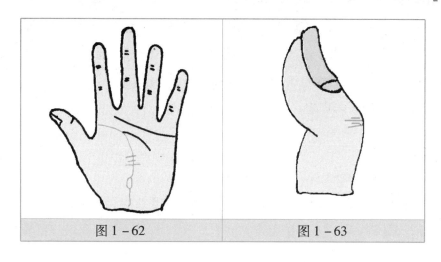

| 图 1 – 62 | 图 1 – 63 |

④十指指甲均呈凹勺状，提示患糖尿病已久（图 1 – 63）。

⑤双手十指指肚颜色发红，色如染，提示患糖尿病。

【有效穴位】曲池、手三里、劳宫、合谷、阳池。

【有效反射区】胰、肾上腺、肾、腹腔神经丛、甲状腺、输尿管、膀胱、胃、脾、十二指肠。

【操作方法】①掐按劳宫 50 ~ 100 次，可多掐几次，因为此穴是治疗体内瘀血的特效穴，反复刺激此穴，可改善全身的血液循环恶化。

②点按曲池、手三里、合谷、阳池 50 ~ 100 次。

③在胰、胃、脾、肾、腹腔神经丛反射区处点按 50 ~ 150 次，以稍有疼痛为宜。

④在肾上腺、甲状腺、输尿管、膀胱、十二指肠反射区推压 50 ~ 100 次，以酸胀为宜。

【有效穴位】太渊、大陵、阳池、腕骨、后溪、前谷。

【操作方法】穴区皮肤常规消毒后，采用毫针对准所选穴位刺入，施以中等强度平补平泻刺激手法行针、得气后留针 20～30 分钟。留针期间，每隔 10 分钟行针 1 次。每日或隔日针 1 次，1 个月为 1 个疗程。

【功效主治】糖尿病。可作为临床辅助疗法。

①糖尿病不是不治之症，而是一种可治的慢性病，只要树立战胜疾病的信心，进行积极、长期的治疗，并避免各种不利于糖尿病治疗的精神因素如紧张、忧虑、恐惧等，照样可以带病延年，提高生命质量，同样可以长寿。

②糖尿病患者要从物质享受转向精神享受，恬淡虚无，淡泊明志，清心寡欲，生活超脱，静心修养，对疾病要抱乐观豁达的胸怀，既要重视它，又要藐视它，如听听轻松愉快的音乐，看看古典书画，外出游山玩水，在家静心养性，避免紧张、恐惧情绪，不要耿耿于怀或追名逐利，一定要安静、愉悦。因为情绪急剧变化可引起血糖升高，不利于糖尿病的治疗。

③体育活动可充分利用人体肌肉中的葡萄糖，对于轻型糖尿病患者，运动之后由于末梢组织对糖的利用率增加，可使血糖下降。糖尿病患者的体育活动方式可多样化，如体操、散步、打太极拳、跳舞、打球、游泳、骑自行车、划船、步行等。可以根据自己的爱好和体育运动的负荷量，选择 1～2 种，如步行是既安全简便，又易持久的一种运动，应当作为首选锻炼方式。

④长期坚持饮食治疗。每日总热量按每千克体重为 25～40 千卡热量计算。一般糖类占 60%，蛋白质占 15%，脂肪占 25%，多食粗纤维及维生素含量高的食物。

慢性肾炎

　　慢性肾炎是指蛋白尿、血尿、管型尿、水肿及高血压等症状长期迁延不愈，超过一年以上或伴有肾功能减退。根据病理学观点，慢性肾炎是各种肾小球病症的共同后果，有肾小球硬化、间质瘢痕形成及肾脏体积缩小等形态学特征。

　　慢性肾炎可发生于各年龄段，但以青壮年多见。本病预后较差，应早期诊断，积极治疗。

　　慢性肾炎发病的原因迄今尚未完全阐明。可能与急性肾炎相似，是一种免疫反应异常的病症，是机体对致病原引起的免疫反应在肾脏造成的非特异性炎性损害。它可由急性肾炎迁延不愈，发展而来；也可在急性肾炎临床症状消失后，炎症却隐匿发展而成为慢性肾炎；而更多的病例则无急性肾炎病史，症状一出现就已经是慢性，即"原发性肾炎"。

　　慢性肾炎属中医学"水肿"病中的"阴水"、"腰痛"、"尿血"、"虚劳"等病症范畴。

　　①性线末端微微下压，提示肾虚耳鸣，性线下压幅度大，一直延长到掌心位置，说明肾虚比较严重，为肾虚腰痛信号（图1-64）。

　　②感情线直贯全掌，提示患有肾炎（图1-65）。

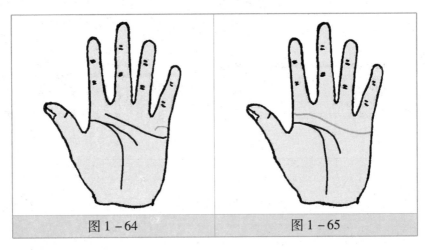

| 图1-64 | 图1-65 |

③无名指下肾区有三角纹提示患有慢性肾炎；生命线肾区有岛纹，说明患有肾炎并有压迫，提示防结石、防囊肿（图1-66）。

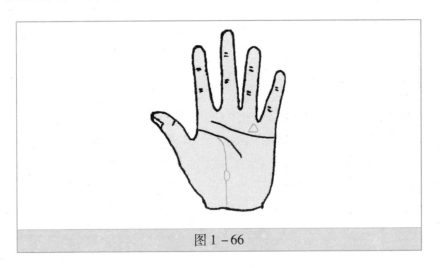

图1-66

【有效穴位】合谷、神门、阳溪、阳谷。

【有效反射区】肾、肾上腺、输尿管、膀胱、腹腔神经丛、脾、肺、尿道。

【操作方法】①点按或拿捏以上各穴 50 ~ 100 次，重点在合谷、神门。各治疗区可反复交替使用，每天按摩 2 次，至症状消失。

②按揉肾、肾上腺、膀胱、脾反射区各 50 ~ 100 次，力度稍重。

③输尿管反射区由上向下、肺反射区由内向外各推压 50 ~ 100 次，力度适中。

④腹腔神经丛、尿道反射区各推压 30 ~ 50 次。

针刺疗法

【有效穴位】合谷、外关。

【操作方法】穴区皮肤常规消毒后，采用毫针对准所选穴位刺入，施以重刺激提插、捻转泻法行针，得气后留针 20 ~ 30 分钟。留针期间，每隔 10 分钟行针 1 次。每日针 1 次，10 次为 1 个疗程。

【功效主治】肾小球肾炎水肿。

家庭防治

①感染常为慢性肾炎病情加重或肾功能急剧恶化的因素，因此注意预防感染、调整机体的免疫功能至关重要。常见的感染为呼吸道感染，其次为消化道、泌尿系、皮肤软组织等部位的感染，女性应注意生殖系统的感染。尽量少去公共场所，注意饮食及个人卫生。治疗感染时应合理使用抗菌素，避免使用肾毒性药物，如氨基糖甙类、磺胺类抗生素等。

②积极控制高血压、高血脂、高血糖及其他可能影响肾脏的因素，对于延缓慢性肾炎的进展具有重要意义。

③应与医生密切配合遵从医嘱，坚持用药，不随意减量、换药及停药等。应用激素及细胞毒类药物的患者尤其要注意，否则有可能导致病情恶化或出现严重后果。

④定期复查血、尿常规、24 小时尿蛋白定量、血肌酐清除率等指标，观察肾脏病变的进展情况。

失　眠

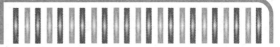

　　失眠指睡眠不足或睡不深熟。有以下几种：一是难以入睡，即起始失眠；二是睡眠浅而易于惊醒，即间断失眠；三是睡眠持续时间少于正常，早醒后不能再入睡，即早醒失眠。引起失眠的主要原因是精神过度紧张或兴奋，并伴以头昏脑胀、头痛、多梦、记忆力减退、神倦胸闷、注意力不集中、食欲不振，手足发冷等，常见于神经官能症、神经衰弱等。如失眠伴以情绪不稳、过敏、潮热、出汗、头痛头晕、血压波动、月经紊乱等，且年龄在45～55岁，可能是更年期综合征。如因环境嘈杂或服用浓茶、饮料、药物、心中有事、忧郁不结、疼痛等各种原因引起的，则均应根据病因，镇定安眠，心理调节。

①智慧线呈断续状，提示失眠、头痛、大脑易疲劳（图 1－67）。

②智慧线过度附着于生命线，下垂而行，提示易患胃病，承受挫折能力差，易患失眠、神经衰弱。智慧线延伸至月丘，线末端有杂乱干扰线，提示易患失眠、神经衰弱（图 1－68）。

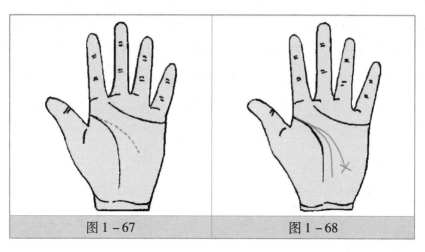

| 图 1 - 67 | 图 1 - 68 |

③智慧线末端有三角纹，提示脱发、神经衰弱。智慧线从生命线起点下方发出，提示易患神经衰弱（图 1 - 69）。

④手掌有断续的放纵纹，提示失眠、多梦（图 1 - 70）。

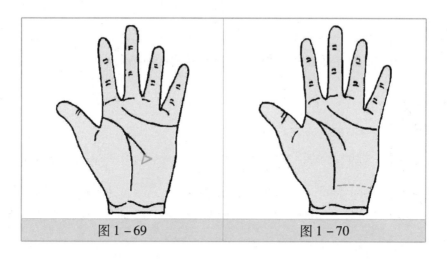

| 图 1 - 69 | 图 1 - 70 |

【有效穴位】中冲、内关、神门、合谷。

【有效反射区】大脑、肾上腺、小肠、肾、脾、心、输尿管、膀胱、胃、

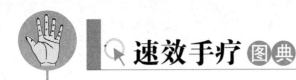
甲状腺、额窦。

【操作方法】①掐按合谷、中冲、内关、神门各 30 次，力度以疼痛为宜。重点在神门、合谷，可用拇指指甲爪切 20 ~ 30 次，加强刺激。

②在大脑、额窦、心、胃、肾、脾反射区按揉或推按 50 ~ 100 次，力度稍重，以有酸痛感为宜。

③在甲状腺、小肠、膀胱、肾上腺各反射区点按 10 ~ 30 次，力度适中。

④在输尿管反射区处搓按 30 ~ 50 次。

【有效穴位】催眠穴（位于手掌腕两侧的凹陷处，该穴每手掌腕部有两穴，两手有 4 穴）。

【操作方法】取白芥子 4 粒，以医用胶布两块贴于上述两穴，每穴贴压 2 粒，6 天为 1 个疗程。

【功效主治】养神益血。适用于失眠、胸闷、神经症等。

①每天运动 1 ~ 2 次，每次 20 ~ 30 分钟，非常有助于睡眠。可以根据自己的身体状况制订运动计划，最好在清晨或下午进行，运动不仅会使肌肉疲倦，也会升高体温。当体温开始下降时就有助于诱发睡意，运动本身也有助于诱发睡意。注意不要在睡前运动，以免身体兴奋反倒难以入睡。

②许多学者用电子仪器对不同音乐给人体的作用做测定，发现快速和愉快的乐曲可以使肌肉力量增强；音调和谐、节奏徐缓的乐曲可以使呼吸平稳，脉搏跳动富有节奏感；音色优美的歌曲或悦耳动听的器乐曲可以调节自主神经，使大脑得到休息，帮助人们解除疲劳。

③如果卧室的温度高于 25℃，就会在睡眠中经常醒来，醒后与再次入睡

之间的间隔时间较长，而熟睡的时间就会相应缩短，无法获得连续性酣睡。根据研究，大多数人在室温 16～17℃ 的情况下睡眠最好。不过，这并非是一个固定的标准，每个人应根据自己的情况调节卧室的温度。

④失眠者宜控制卧室的黑暗度。人在入睡期间，双眼紧闭，但外来光线仍然会对眼部产生刺激，令人无法安眠。因此，应在窗户上挂厚实的窗帘。卧室的灯应加上颜色较深的灯罩，墙壁颜色也以深色为佳。总之，对于失眠者来说，卧室的黑暗度越高，获得酣睡的可能性就越大。

眩　晕

眩晕是指目眩与头晕的总称。眩晕之状，头昏眼花，如坐舟车，不能站立。常伴恶心、呕吐、汗出甚或昏倒等症状。眩晕为临床常见病症，多见于中老年人，也发于青年人。外感或内伤疾病的过程中都可能出现这一症状，但外感多是一时性的，内伤引起眩晕比较缠绵。眩晕属于虚者居多，故张景岳说"无虚不作眩，当以治虚为主"。其实临床上所能够引起眩晕的病因很多，《济生方》云："六淫外感，七情内伤，皆能导致。"朱丹溪云"无痰不作眩"。颈椎病也可致眩。

①智慧线中部有明显的大岛纹，提示眩晕（图1－71）。

②智慧线于中指或无名指下有一边缘不规则的大岛纹，提示眩晕（图1－72）。

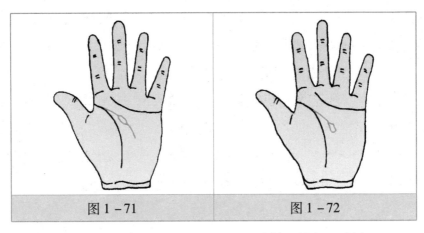

| 图 1 – 71 | 图 1 – 72 |

③如果手掌上的三大主线均浅，提示血压偏低，易发生眩晕。

④如果十指指甲苍白、光亮，提示贫血、眩晕。

按摩疗法

【有效穴位】神门、内关、阳谷、劳宫、八邪、中泉。

【有效反射区】垂体、小脑、内耳迷路、耳、大脑、颈项、眼、胃、肾、肾上腺、甲状腺。

【操作方法】①按揉神门、内关各 50～100 次，力度以酸痛为宜。

②揉搓劳宫 50～100 次，力度稍重，以有气感为宜。

③掐按中泉、阳谷、八邪各 30～50 次，力度稍重。

④按揉胃、肾、肾上腺反射区各 50～100 次，力度以胀痛为宜。

⑤推压内耳迷路、甲状腺反射区～100 次，力度适中。

⑥揉压大脑、小脑、垂体、眼、耳、小脑、颈项反射区各 30～50 次，力度稍轻。

艾灸疗法

【有效穴位】阳池。

【操作方法】采用药艾灸法，灸至感觉发热为止，或施以艾炷灸法，每次用半粒般大小的艾炷施灸。每日1次。

【功效主治】开阳止咳，活血补血。适用于眩晕、贫血症。

①要稳定情绪，眩晕发作时，要闭目静养。良好的睡眠很重要，平时要保持心情愉快。

②饮食宜清淡，低盐，低脂，少放糖，多食粗杂粮及新鲜蔬菜、水果。戒除烟酒，不喝浓茶及咖啡。

③坚持运动锻炼，保持上、下午室外散步各40分钟，并做健脑操。

头 痛

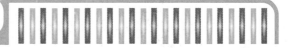

头痛是由颅内炎症、缺氧、出血、肿瘤、机械损伤、颅神经及副鼻窦病变等神经、精神因素引起的一种病症，中医又称"头风"、"脑风"，分外感和内伤两大类。

外感头痛发病较急，痛势较剧烈，性质多表现为跳痛、胀痛、灼痛、重痛，痛无休止，常伴有怕冷发热，或背脊酸痛，或项背强直不舒，或鼻塞流涕、面红目赤、尿黄便秘等症，多兼风、寒、热等表证，以实证多见，治当以祛风散邪为主。外感头痛，病程短，内损小，易治愈。

内伤头痛起病缓慢，疼痛性质多表现为隐痛，空痛、昏痛，时作时止，遇到劳累头痛症状就会加重。病位涉及肝、脾、肾等，多属虚证，或虚实挟杂，治当以扶正祛邪为主。头部本身疾病及全身疾病都可引起头痛，比较复杂，涉及到内、外、妇、儿、五官等科。头痛是多种多样的，大多位于前额部、颞部、眼眶部，局限于一侧或双侧，个别出现后脑勺痛，持续时间不等。

①如果手掌出现通贯掌，提示患有顽固性头痛（图1-73）。

②智慧线的尾端被"米"字纹锁定，提示患有习惯性头痛（图1-74）。

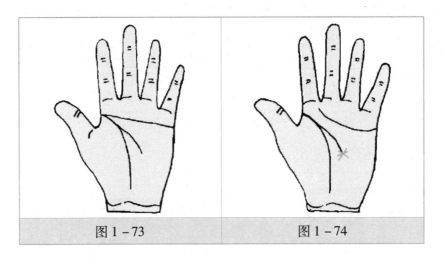

图1-73　　　　　　　　　　图1-74

③智慧线上有明显的"十"字纹，或者智慧线过长，呈坠势走向月丘位置，末端被干扰线相交呈"十"字纹时，提示患有头痛（图1-75）。

④智慧线呈链状，且紊乱、过短或过浅，均提示患有头痛（图1-76）。

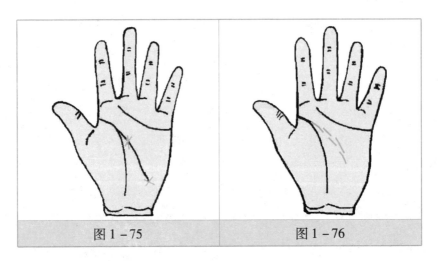

图1-75　　　　　　　　　　图1-76

⑤智慧线与生命线之间有明显的贯桥线，提示患有顽固性头痛（图1-77）。

⑥智慧线上有几条干扰线，提示患有头痛（图1-78）。

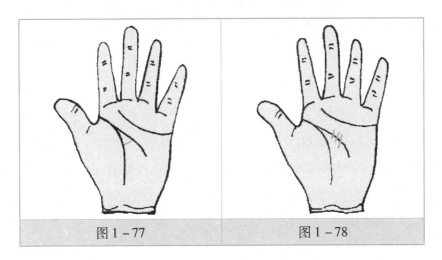

图1-77　　　　　　　　　图1-78

⑦智慧线依附于生命线走行，而且过长，提示易患抑郁症及头痛（图1-79）。

⑧智慧线在中指下分叉，同时又被干扰线相切，提示患顽固性头痛（图1-80）。

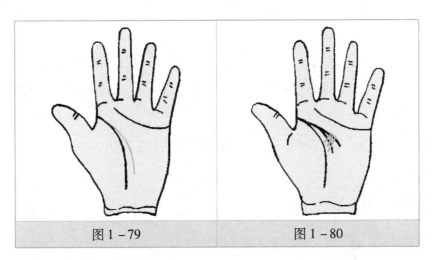

图1-79　　　　　　　　　图1-80

按摩疗法

【有效穴位】合谷、神门、阳池、虎口。

【有效反射区】肾、肾上腺、膀胱、输尿管、肺、大脑、小脑、三叉神经、头颈淋巴结、甲状腺。

【操作方法】①点按各穴位 50～100 次，重点在神门、合谷，可再用拇指指甲切按合谷、神门各 20～30 次。

②肾、肾上腺、膀胱、大脑、小脑、三叉神经、头颈淋巴结反射区各按揉或推按 150～200 次，力度以胀痛为宜。

③肺、输尿管、甲状腺反射区各刮压 50 次，力度适中，速度中缓，每分钟 30～50 次为宜。

以上各治疗可反复交替使用，每天按摩 2 次，早、晚各 1 次，10 天为 1个疗程。

贴敷疗法

【药物组成】白辛散（白芷 50 克，细辛 10 克，藁本 15 克，冰片 3 克。上药共研细末，装瓶备用）。

【操作方法】临用时，每取药末 30～50 克，以葱白汁调和为丸，如梧子大。取两丸，置于两掌心劳宫各 1 丸，握拳，或取药膏加敷合谷。每日换药 1次，10 次为 1 个疗程。

【功效主治】疏散风寒，通络镇痛。适用于头痛。

家庭防治

①平时应避免或减少日晒，头痛发作时宜进入安静而避光的环境，并卧床休息。要注意劳逸结合，避免过度疲劳和精神紧张，女性在月经期尤其要

注意休息。应注意气候变化，防止感冒。

②放松思想，解除紧张情绪，保持心情愉快，不动怒，少忧虑，乐观豁达，在逆境中也能泰然处之。

③饮食要节制，忌过饱过饥。不吃或少吃高脂肪或富含酪氨酸、苯乙酸胺的食物，如肥肉、动物内脏、巧克力、乳酪、柑橘、鱼和酒类等。多吃新鲜蔬菜，如白菜、菠菜等。

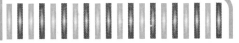

神经衰弱

神经衰弱是神经症中的一种，是一种以慢性疲劳、情绪不稳、自主神经功能紊乱、突出的兴奋与疲劳为临床特征，并伴有躯体症状和睡眠障碍的神经症。

神经衰弱的发病原因多为受到各种精神紧张刺激，引起中枢高级神经活动的兴奋或抑制过程的过度紧张，导致内抑制过程弱化和相对兴奋亢进，内抑制的弱化又使神经细胞的能力降低，从而出现易衰竭。大脑皮质功能弱化削弱了对自主神经功能的调节，从而出现自主神经功能紊乱。

神经衰弱属中医学"梅核气"、"脏躁"、"惊悸"、"不寐"、"怔忡"、"喜忘"、"头痛"等病症范畴。

①智慧线平直走月星丘或智慧线尾端分岔（图1－81），说明神经衰弱、

失眠、多梦。

②生命线尾端向月星丘靠扰提示患有神经衰弱（图1－82）。

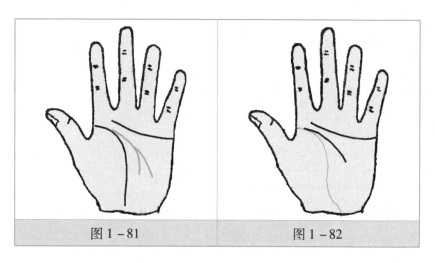

图1－81　　　　　　　　　　图1－82

③双手大拇指第一手指节均呈一道纹，提示注意力不易集中，易患神经衰弱。④指甲完全看不到甲半月，提示患有神经衰弱。

 疗法

【有效穴位】神门、合谷。

【有效反射区】大脑、垂体、腹腔神经丛、小脑、颈项、胸、甲状腺、心、肾、脾、上身淋巴结、下身淋巴结。

【操作方法】①掐按手部的神门、合谷各50～100次，力度以酸痛为度，各治疗区可反复交替使用，每天2次，早晚各1次，直至治愈。

②大脑、小脑、垂体、腹腔神经丛、颈项、胸、甲状腺各反射区推压50～100次，力度稍重。

③心、脾、肾反射区各按揉50～100次。

④上身淋巴结、下身淋巴结反射区用双指各捏按30～50次。

【药物组成】芍欢散（白芍、合欢花、酸枣仁各 15 克，琥珀 1.5 克，上药共研细末，装瓶备用）。

【操作方法】临用时，每次取芍欢散药末 15 克，用食醋适量调成糊膏状，贴敷于双手掌心劳宫，外以纱布包扎，胶布固定。每日换药 1 次，10 次为 1 个疗程。

【功效主治】解郁安神，养血柔肝。适用于神经衰弱、失眠。

①改善生活和工作环境，减少紧张刺激。要避免长期紧张而繁重的工作，注意劳逸结合，有张有弛，必要时可减轻学习或工作量，待疾病缓解后，再恢复原来的学习和工作。

②当感到疲乏和心烦时，暂时放下工作，给自己一个喘息的机会。例如，当电话铃响，先做个深呼吸，再接听；向窗外眺望，让眼睛及身体其他部位适时地获得松弛。

③改善卧室的环境，有助于缓解失眠。如改变卧室的摆设，用最喜爱的色调来装饰，做好室内的隔音，采用深色的窗帘。总之，尽量使卧室舒适，无压迫感。此外，使用舒适的床，穿宽松的睡衣，确保卧室的温度适宜，都有利于睡眠。

④定期运动有助于治疗神经衰弱。即使只是简单的散步，也有助于摆脱工作上的压力。运动是对付压力的最好缓解剂，能消耗一些紧张时所分泌的化学物质，还可以放松肌肉。适宜的运动有散步、慢跑、练太极拳或气功等。

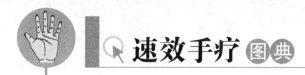

癫　痫

　　癫痫症俗称"羊癫风"，是一种常见的精神性疾病。病症的主要特征是发作时患者会突然跌倒，昏迷，不省人事，口吐涎沫，双眼上翻，四肢痉挛抽搐，或口中发出猪羊等动物的叫唤声，等到苏醒后，则一切又如常人无异。癫痫症的发作具有突然性、暂时性和反复性等特点。有的患者在进行脑电图检查时可发现异常。

　　①智慧线与生命线夹角处肝区狭小，提示患有癫痫伴情绪抑郁（图1-83）。

　　②智慧线无名指下脑区有菱形纹，尾端分叉走入月星丘或智慧线较短平直，提示患有癫痫伴头痛病反复，神经衰弱（图1-84）。

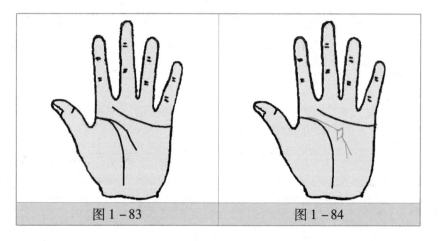

图1-83　　　　　　　　　　　图1-84

　　③手掌上肝区夹角狭窄，有黑色暗斑出现，提示癫痫前期征兆；线上有

明显的"十"字纹，则提示癫痫是由头痛引发的。

④智慧线上出现了清晰的岛纹，提示患有癫痫。

【有效穴位】神门、劳宫、合谷、后溪、阳谷、十宣。

【有效反射区】头、大脑、额窦、上身淋巴结、下身淋巴结。

【操作方法】①掐点神门、劳宫、合谷、后溪、阳谷、十宣等；用指甲点压手指腹侧。症状发作时，点掐头区、头点。每次 20～30 分钟，每日按摩 1 次，10 次为 1 个疗程。

②对大脑、额窦反射区进行中等力度的按摩，每次 2～3 分钟，每日 2 次。点按上身淋巴结、下身淋巴结反射区 100 次，每日 2 次。

【有效穴位】小海。

【操作方法】施以隔姜灸法，灸 6～7 壮，每日 1 次。

【功效主治】醒神开窍，化瘀定痫。适用于癫痫。

（1）心理疗法

癫痫是一种慢性疾病，患者因病情长期反复发作，常有恐惧、焦虑、悲观、自卑、精神负担重等心理变化，家属和亲友不要嫌弃患者，而应更多地关心、疏导、鼓励、劝说，解除患者的心理负担，家人的亲情及温暖可使患者增添对生活的热情，增强治病的决心与信心。

（2）发作时护理

注意患者的安全，让其远离火、水、电、机器等危险地方，防止受伤。

将患者平卧，头放低偏向一侧，使唾液或呕吐物流出口外，不要喂食，以免吸入肺部引起窒息和吸入性肺炎。

解开衣领及裤带，以利呼吸通畅。

将毛巾、手帕折叠成条状或用纱布包裹筷子塞入上下臼齿之间，以防咬伤舌头及颊部。

保护抽搐的肢体以防碰伤，但不要用力按压，以免造成骨折、肌肉损伤及关节脱位。

癫痫持续状态的患者应及时送医院治疗。

提高对疾病的认识，加强自我护理，养成良好的生活习惯，按时休息，保证充足睡眠，避免过度劳累，保持心情愉快情绪平稳，避免受凉、淋雨及用过冷过热的水淋浴，尽量避免某些刺激因素，如闪光、强声、惊吓等，保持环境安静。避免单独行动，外出需有人陪行，如果有发作先兆，应尽快找一个安全地点平卧，并于上下齿间咬上手帕。随身携带疾病治疗卡，以利发作时及时得到抢救和治疗。

三叉神经痛

三叉神经痛属中医学"面痛"、"偏头痛"范畴，是三叉神经分支范围内反复出现阵发性、短暂闪电样、刀割样、火灼样疼痛，无感觉缺失等神经功能障碍，检查无异常的一种病症。多发生于40岁以上，尤以女性为多。

中医学认为病因与头痛基本一致，多因风寒、风热阻络或肝火上逆、气虚痰阻等因所致，或因邻近器官病变、病毒感染所诱发。

三叉神经痛仅限于三叉神经感觉分布区内，不扩散至后头部。一般分为发作期与缓解期。发作期起病急骤、疼痛剧烈，为阵发性。痛如刀割、锥刺、火灼、电击样阵痛，其来去突然，持续时间仅数秒至数分钟。频率由每日数次至1分钟多次。多在深夜发作，可在熟睡中痛醒。疼痛可因触及面部某一点（如谈笑、刷牙、洗脸时）而诱发，该处称为"扳机点"。通常多发于三叉神经的第二支与第三支，单发于第一支者较少见。疼痛多于上下唇、鼻翼、眼眶等处开始向外放射。在发作数周或数月后常可自行缓解数月至数年，即为缓解期。病程越长，发作越剧烈，缓解期越短。

①有通贯掌或通贯掌呈链状，提示易患三叉神经痛（图1-85）。

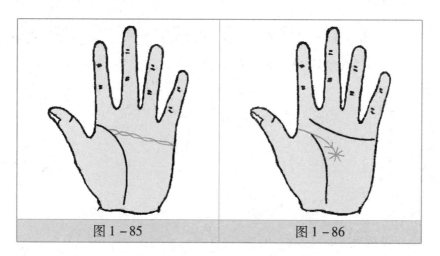

| 图1-85 | 图1-86 |

②智慧线上有明显的大"米"字纹锁定，提示患有三叉神经痛（图1-86）。

③大拇指第二节掌面处有"十"字纹，提示患有三叉神经痛。

【有效穴位】合谷、商阳、阳谷、八邪、虎口。

【有效反射区】三叉神经、眼、口腔、耳、肾、输尿管、膀胱、大脑、小脑。

【操作方法】①点按或掐揉合谷、八邪、虎口、阳谷、商阳等50~100次，力度适中，以酸痛为佳。

②单指扣拳，在三叉神经、眼、口腔、耳反射区处各点按50~100次，力度以疼痛为宜。

③在大脑、小脑、肾、膀胱反射区处按揉30~50次。

④在输尿管反射区处推压30~50次。

【有效穴位】合谷、阳溪。

【操作方法】治疗部位常规消毒后，用毫针对准所选穴位刺入，用强刺激泻法捻转，得气后留针30分钟，间断捻针。每日针1~2次，10次为1个疗程。

【功效主治】适用于三叉神经痛。

①对继发三叉神经痛，应查明原因再进行治疗。

②患者要保持乐观情绪，避免精神紧张。

③不食刺激性食物及海鲜等发物，忌烟酒。

④适当运动，但要避免过度疲劳。

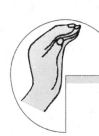

第二章

外科疾病的手诊手疗

痔　疮

　　痔疮是肛门或肛门附近静脉丛发生扩张、迂曲所形成的柔软静脉团，类似于腿部的静脉曲张，痔疮常会发生出血、栓塞或团块脱出。由于发生部位不同，可分为内痔、外痔和混合痔。内痔生于肛门齿状线以上，外痔位于肛门齿状线以下，混合痔是指痔上静脉丛与痔下静脉丛吻合相通，在同一部位内外痔同时存在。

　　痔疮多发于成年人，常因有症状而影响劳动。痔疮的病因很多，如习惯性便秘、妊娠、盆腔肿物、年老久病、体弱消瘦、长期站立或久坐、运动不足、劳累过度、过食辛辣、冬季缺乏蔬菜、肠道慢性炎症等。其中不良饮食习惯引发持续便秘是造成痔疮的主因，也可能因为用力排便使腹压增加造成。其他相关因素包括：怀孕、遗传、长期便秘或腹泻。

①掌心处有玉柱线，呈"丰"字纹，尾端有岛纹，提示患有痔疮（图2-1）。

②在手掌地丘部位出现竖形岛纹，提示患痔疮（图2-2）。

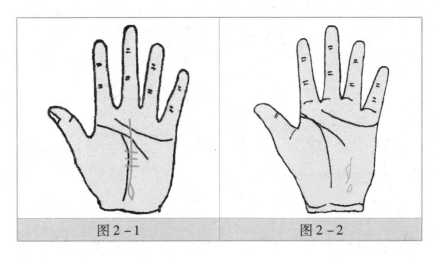

图2-1   图2-2

③拇指和无名指指甲的皮囊部，出现红色肿胀变或咖啡色变，且甲皮可出现分离变，提示患有痔疮。

④生命线起端有小岛纹符号，提示患有痔疮。

【有效穴位】孔最、合谷、二间、三间、中魁。

【有效反射区】肛门、直肠、肾上腺、输尿管、膀胱、肾、腰椎、骶骨、胃脾大肠区。

【操作方法】①点按孔最、合谷、二间、三间、中魁各50～100次，力度稍重，以产生酸痛为宜。

②按揉胃脾大肠区、肛门、直肠反射区各100～150次。

③捏按骶骨、腰椎反射区50～100次。

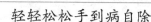

④按揉肾上腺、肾、输尿管、膀胱反射区各 50~100 次。各反射区可反复交替使用，每日按摩 2 次，1 个月为 1 个疗程。

【有效穴位】二白、合谷、商阳。

【操作方法】穴区皮肤常规消毒后，采用毫针对准所选穴位刺入，施以重刺激手法行针，得气后留针 30 分钟。留针期间每隔 10 分钟行针 1 次，每日 1 次，10 次为 1 个疗程。

【功效主治】适用于痔疮。

①预防便秘。大便秘结时，粪便堆积肠腔，肛门直肠血管内压力增高，血液回流障碍而使痔静脉丛曲张形成痔疮。

②注意孕期保健，妇女妊娠可致腹压增高。尤其在妊娠后期，日益膨大的子宫压迫下腔静脉，直接影响痔静脉回流，容易诱发痔疮。因此怀孕期间应适当增加活动，注意保持大便通畅，每次便后用温水熏洗肛门，改善肛门局部血液循环，对预防痔疮大有裨益。

③大便后可用 40℃的温开水或 1∶5000 的高锰酸钾溶液坐浴。一是改善局部血液循环，二是保持肛门皮肤的清洁，以防继发感染。

④务必戒酒，不吃或少吃葱、辣椒之类的刺激性食物，以免引起直肠和肛门局部的充血。

⑤若痔核脱出，应立即用手轻轻地将脱出物推回，复位后需俯卧半小时，以防痔核再度脱出。

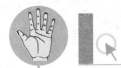
颈椎病

颈椎病又称颈椎综合征，是中老年人常见病、多发病。本病是由于颈椎骨质增生或椎间盘突出，直接或间接刺激或压迫颈神经根、颈部脊髓、椎动脉或交感神经所导致的一系列症状。

根据本病的临床特点，可将本病分为五种类型，即神经根型、脊髓型、椎动脉型、交感神经型、混合型。在这几种类型中，以神经根型、混合型最常见。

导致本病的原因可以归纳为两种，一种是外部原因，即各种急慢性损伤造成颈椎及其周围组织不同程度的改变；另一种是内部原因，即颈椎本身的退变，颈椎椎间盘从30岁开始退变，椎间盘脱水纤维化，厚度变小，椎间隙变窄，脊柱稳定性下降，颈椎骨质增生，压迫、刺激血管和神经而产生症状。

 症状 表现

①手掌上有明显的颈椎线（图2-3）。

②无名指下有一条或几条长的太阳线，提示患有颈椎骨质增生（图2-4）。

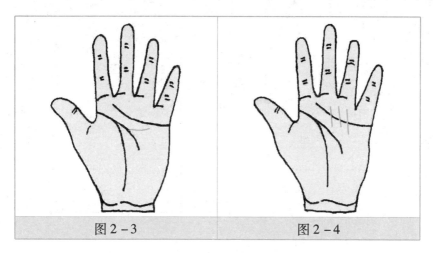

| 图2－3 | 图2－4 |

③智慧线夹角处肝区有"十"字纹，提示患有颈椎骨质增生，颈腔狭窄导致脑供血不足（图2－5）。

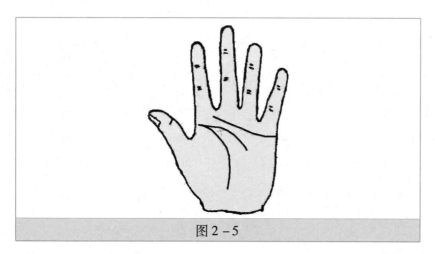

图2－5

④用力握拳时，无名指与中指拳背处有明显的白色筋带，或者用刮痧板在中指与无名指拳背凹处下压有筋肉样弹力，以上均提示患颈椎骨质增生。

⑤用左手轻握患者手指，右手捏住钢笔或细圆木一端，在患者手背从中指根处向手腕处轻刮，有软骨样小结节的部位对应的颈椎处有骨质增生。

按摩疗法

【有效穴位】合谷、外关、养老、后溪、列缺、外劳宫。

【有效反射区】颈椎、颈项、大脑、肾、输尿管、膀胱、肩、斜方肌、颈肩区、头颈淋巴结、胸椎。

【操作方法】①合谷、外关、养老、后溪、列缺、外劳宫等选择性点按揉1~2分钟。

②颈中点、后头点、脊柱点等各点按揉1~2分钟。

③颈椎、颈项、大脑、肾、输尿管、膀胱、肩、斜方肌、颈肩区、头颈淋巴结、胸椎反射区选择性点按或推按100~200次。

以上方法每天按摩2次。

贴敷疗法

【药物组成】二乌马钱膏［川乌、草乌、马钱子、川芎各15克，白花蛇2条，中华跌打丸5丸（中成药），冰片3克。上药除跌打丸外，共研细末，用米醋适量先将跌打丸溶化，再与药水调成糊膏状，备用］。

【操作方法】临用时，每取药膏适量（约30克），贴敷于双手掌心劳宫穴和患部，外盖以纱布，胶布固定。每日换药1次，15次为1个疗程。

【功效主治】适用于颈椎病。

家庭防治

①日常注意头颈姿势，不要偏头耸肩，看书、操作电脑时保持脊柱的正直，不要躺着看书、看电视。

②睡觉时枕头不宜过低，一般枕头以10厘米的高度为宜。

③少坐多动，特别是有车族和办公室人员，每日要抽出一定的时间进行锻炼，以增强肌肉的力量和韧度，利于颈段脊柱的稳定性。

④颈椎病急性发作期或病情严重者要注意卧床休息，但时间不宜过长，以免发生组织粘连、关节粘连等，阻碍颈椎病的恢复。

⑤颈椎病患者应进行颈部功能锻炼，特别是伸颈动作，既可使颈椎关节保持一定的活动范围，避免周围软组织退化僵硬，又可使颈部肌肉发达，增加支撑力，避免劳损萎缩。

肩周炎

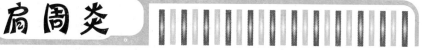

　　肩周炎全称叫肩关节周围炎。肩周炎并非特定的疾病，而是由于某种原因使肩膀活动出现受限制的状态，是临床上的常见多发病。中医古称为"漏（露）肩风"、"肩凝症"和"冻结肩"。此病又因以50岁左右者多见，故有"五十肩"之称。

　　肩周炎多为单侧发病，也有极少数患者双侧同时发病。前期表现为肩部疼痛，活动不便，有时夜间痛醒；后期则表现为肩关节粘连，活动功能明显受限。患者常不能做背手、梳头、系腰带、穿衣等动作。肩部肌肉有僵硬、紧张或肌肉萎缩现象，同时肩关节周围有明显压痛。中医学认为，本病的发生是由于年老肝肾亏损，气血虚弱，血不荣筋，或外伤后遗，痰浊瘀阻；复感风寒湿邪，使气血凝滞不畅，筋脉拘挛而致。肩关节周围炎初起时肩周微痛，常未引起患者注意。以后疼痛加重，肩关节活动障碍日渐加重，甚则肩峰突起，肩部肌肉可有痉挛或萎缩等现象。后期引起整个肩关节僵直，活动困难，疼痛可影响夜间睡眠。可见，此病的早期治疗非常重要。

①木星丘和水星丘有青色，提示肩周炎正在发生。

②手掌智慧线中央有两三条竖的干扰线，提示患有肩周炎（图2－6）。

③食指和小指有青筋，提示患有肺炎、肾炎、肩周炎（图2－7）。

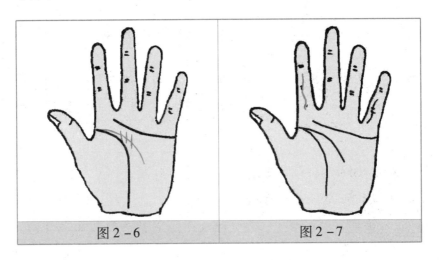

图2－6　　　　　　　　图2－7

【有效穴位】曲池、合谷、后溪、外劳宫。

【有效反射区】肩关节、颈项、颈肩、斜方肌、颈椎、肝、肾、膀胱、输尿管、胸椎。

【操作方法】①掐揉曲池、合谷、后溪、外劳宫各30～50次，力度稍重，以胀痛为宜。

②按揉或推按各个反射区各100～150次，尤其是肩关节、颈项、颈肩、斜方肌。

各个治疗区可反复交替使用，每日2次，早、晚各1次，1个月为一疗程。

【有效穴位】太渊、中冲、合谷、后溪。

【操作方法】穴区皮肤常规消毒后，采用毫针对准所选穴位刺入，施重刺激提插、捻转手法行针，得气后留针 15 分钟。留针期间进行间断行针，每日针 1 次，中病后即止。

【功效主治】适用于肩关节周围炎。

①在日常生活中注意防寒保暖，尤其是避免肩部受凉，对预防肩周炎十分重要。

②加强功能锻炼。对预防肩周炎来说，特别要注重关节的活动，如太极拳、太极剑、门球、双臂悬吊等运动都可有效防肩周炎。但要注意强度，以免造成软组织损伤。

③对于出现肌肉萎缩、关节粘连的患者，要主动加强上肢各关节活动，多做手指关节活动，如捏橡皮球或健身球，并做主动性的肩关节功能锻炼，以免病情扩展。

④避免风寒侵袭，夏季避免肩部久吹风扇和空调，以防风湿寒邪的侵袭，特别是冬季睡觉时防肩露被外受凉。

腰 痛

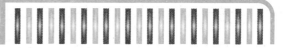

腰痛本身不是一种独立的疾病，而是由许多疾病或外部损伤所致的病

症。中医认为，腰乃肾之府，肾主骨，脾主肉，肝主筋，所以腰痛其实与肾、脾、肝三经失调或三脏精气不足有关。

现代医学认为，造成腰痛的原因有：肌肉韧带损伤、腰椎间盘突出、脊椎结核、风湿性脊柱炎、骨关节代谢障碍、脊椎外伤、脊椎肿瘤、泌尿生殖系统疾病、肾下垂、肾结石、妇科疾病、前列腺炎、肾炎、肾盂积水、肾结核、肾肿瘤、结肠癌、肝胆疾病以及功能性肾虚腰痛等。

①手掌大鱼际掌面呈凹凸不平，皮下有条状青筋浮露，提示腰痛正在发生（图2-8）。

②在生命线末端有大岛纹，提示患有腰痛（图2-9）。

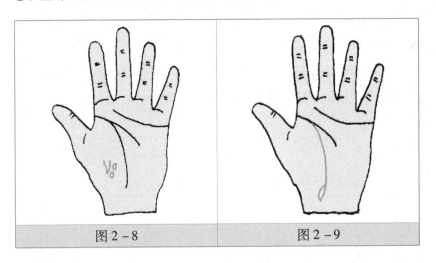

图2-8　　　　　　　　　　图2-9

③性线延长，且交过感情线弯向掌心，提示患有腰痛（图2-10）。

④手腕附近出现股状分叉线，是一种障碍线，纹路很强、很深，提示患有腰痛（图2-11）。

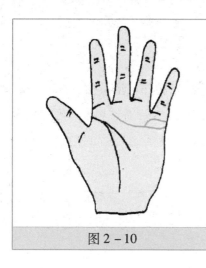
图 2－10

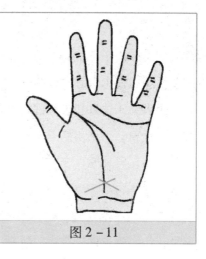
图 2－11

⑤一般中指特别长的人易患腰痛。

【有效穴位】后溪、养老、腰痛点。

【有效反射区】肾、膀胱、输尿管、胸椎、骶骨、腰椎、颈椎。

【操作方法】①后溪、养老、腰痛点等各点按揉 2 分钟。

②推按肾、膀胱、输尿管、胸椎、腰椎、颈椎、骶骨等反射区各 100 ~ 200 次。

以上方法随症按摩 1 ~ 2 次。

【有效穴位】劳宫。

【操作方法】用手指紧握点穴棒，其棒尾顶住手掌心的劳宫，棒身紧贴食指，棒夹与食指尖齐平，胸部用力压棒尾，用棒头的力点按压疼痛点并由轻至重，再点按经穴，共做 15 分钟。每日 1 次，6 次为 1 个疗程。

【功效主治】适用于腰痛。

①急性腰扭伤患者宜睡硬板床，早期在下腰部可垫小枕头，24小时后可用热敷，轻者卧床休息几天可好转，重者需2～3周方可恢复。腰部推拿、按摩常有一定效果，可采用痛点推揉、手法扳扭等方法；可服消炎痛、保泰松、三七伤药片等，腰部贴伤膏药；如需进一步检查治疗，应及时去医院。

②慢性腰痛常可反复发作，发作时的各项治疗与急性腰扭伤基本相似。平常进行适当的腰部活动，注意腰部肌肉锻炼，增强腰部肌肉力量，疼痛时采用热敷，可减轻疼痛。

③一般来说，平卧时比站着或坐着时腰部承受的重量要小得多，而侧卧比仰卧时腰部承受的重量又轻一些。因此，腰痛患者宜采取侧卧位，以减轻腰部承受的重量。

急性腰扭伤

急性腰扭伤是指腰部软组织突然遭受扭闪或过度牵拉等间接外力所致腰部的肌肉、韧带、筋膜等组织急性损伤，俗称"闪腰"。以剧烈的腰部疼痛、腰部活动受限为表现特征。轻者尚能工作，但休息后或次日疼痛加重，甚至不能起床。常发生于搬抬重物、腰部肌肉强力收缩时。急性腰扭伤可使腰骶部肌肉的附着点、骨膜、筋膜和韧带等组织撕裂。检查时见患者腰部僵硬，腰前凸消失，可有脊柱侧弯及骶棘肌痉挛。在损伤部位可找到明显压痛点。

①腰腿区域有白色斑点出现，提示腰腿疼痛、腰扭伤。

②智慧线末端或近末端的外上侧方处出现三角纹，或出现菱形岛纹（图2-12）。

③生命线尾端肾区有干扰纹走向地丘，说明患有关节炎、腰腿痛（图2-13）。

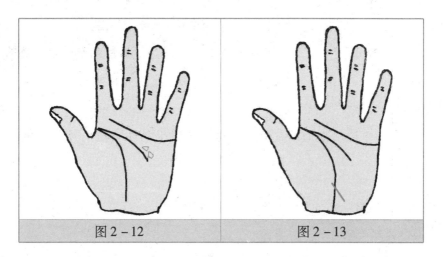

| 图2-12 | 图2-13 |

④小指甲出现倒刺变，提示腰肌有轻微损害。约80%的患者可出现不舒服的感觉，也有少部分患者可出现疼痛的感觉。

【有效穴位】后溪、合谷、威灵、精灵穴。

【有效反射区】腰椎、骶骨、尾骨、肾、肾上腺、腹腔神经丛、膀胱、输尿管、甲状旁腺。

【操作方法】①点按后溪、合谷各50~100次。

②掐按威灵、精灵各50~100次，也可用拇指指甲切按20~30次，一边切按，一边嘱患者活动腰部。

③按揉腰椎、骶骨、肾、肾上腺、膀胱、甲状旁腺、尾骨反射区各100～150次。

④推按腹腔神经丛、输尿管反射区各50～100次。

【药物组成】加味七厘散［七厘散（中成药）2支，血竭6克，大黄10克。先将后2味药共研细末，入七厘散共研和匀，装瓶备用］。

【操作方法】用时取药末用白酒或25%乙醇适量调成糊膏状，贴敷于双手掌心劳宫穴和患部上，外盖以纱布，胶布固定。每日换药1次，中病后即止。

【功效主治】活血通络，消肿镇痛。适用于急性腰扭伤及一切软组织损伤。

①运动前要做好准备活动，尤其是腰部的准备活动更要认真去做，如前后弯腰，左右转身，上跳下蹲，伸长缩短等。

②要注意姿势正确，用力得当，腰部用力要逐渐加强，动作要协调平衡不要过猛。

③加强腰部肌肉的锻炼，尤其是以腰部活动为主的健身项目，能够使脊椎骨的活动度增加，韧带的弹性和伸展性增强，肌肉更加发达有力，即使在担负较大力量的情况下，也不容易发生撕裂扭伤现象。

④对于软组织有撕裂的患者，3～4周后，疼痛或可消退，但撕裂伤并未愈合，因此，不可急于活动。

⑤急性期须卧床休息，且最好睡硬板床，以保持脊柱的正常位置。

腰椎间盘突出

腰椎间盘突出多见于20~40岁青壮年，以腰腿痛伴一侧下肢痛、麻木为主症，少数可有双下肢症状，尤其是体力劳动者较多见。从事持续及强度较大的体力劳动，体位需要随时变换，腰背部肌肉较长时间处于紧张状态，椎间盘受到挤压、牵拉及扭转的机会较多，容易引起脊椎内外压力平衡失调，造成纤维环破裂、髓核突出，压迫神经根、马尾或脊髓而出现相应症状。由于人体腰骶部的活动度大，损伤机会较多，所以临床以腰4~5椎及腰5~骶1椎间盘突出的发病率最高。

腰椎间盘突出有以下临床表现：

起病急，腰腿痛剧烈，疼痛可随步行、弯腰、伸腰、坐起及咳嗽、喷嚏等加剧。严重者影响坐卧翻身、站立，甚至出现跛行。腰部往往向放射痛的肢体一侧弯曲，形成保护性侧弯畸形。不敢直腰，有的卧床不能动弹，仰卧不能将腿上抬，伴有小腿外后侧麻木，甚至失去知觉。

检查时腰椎旁有明显压痛，但较局限，同时伴有向下肢放射性痛，直腿抬高试验阳性，严重者仅能抬高15°~30°。屈颈试验阳性。患肢膝腱、跟腱反射减弱或消失，脚拇指背伸、跖屈力量减弱，皮肤感觉迟钝或消失。小腿前外侧及足背前内侧感觉迟钝，提示腰4~5椎间盘突出；小腿前内侧感觉迟钝，提示腰3~4椎间盘突出；小腿后外侧及足背外侧至小趾感觉迟钝，提示腰5~骶1椎间盘突出。

①生命线上有小岛纹，线内侧有小凹坑，提示患有腰椎间盘突出（图2-14）。

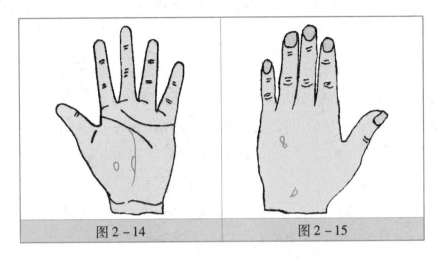

| 图2-14 | 图2-15 |

②手背指下方靠手腕处有软骨突起，或手背有淡白色的斑块，提示患有腰椎间盘突出（图2-15）。

③手背中指根向下靠手腕处，触摸皮下有软骨凸起，提示腰椎间盘突出。

④腰腿区域有暗斑或肉结，多与腰椎间盘膨出或突出有关。

【有效穴位】后溪、养老、合谷、腰痛点。

【有效反射区】肾、输尿管、膀胱、腰椎、髋关节、下身淋巴结、膝关节、腹腔神经丛。

【操作方法】①后溪、养老、合谷、腰痛点等各点按揉1~2分钟。

②肾、输尿管、膀胱、腰椎、髋关节、下身淋巴结、膝关节、腹腔神经丛反射区等选择性点按或推按100~200次。

【有效穴位】内关、养老、后溪、液门。

【操作方法】穴区皮肤常规消毒后，采用毫针对准所选穴位刺入，施以重刺激提插、捻转手法行针，得气后留针 15～30 分钟。留针期间作间断行针。每日针 1 次，10 次为 1 个疗程。

【功效主治】适用于腰突症、腰痛。

①注意劳动保护，避免腰椎损伤。改变不良的劳动姿势，避免长久弯腰和过度负重，以免加速椎间盘退变。勿使腰部猛烈转动，下蹲、弯腰拾物姿势要正确，避免诱发椎间盘突出。

②椎间盘突出患者应绝对卧硬板床休息 3～4 周，有条件者可配合牵引。卧床期间家人应安排好衣食起居，保证充分休息治疗。

③病情稳定或痊愈者，应避免过度劳累，不宜长时间行走。在寒冷、潮湿季节注意保暖。平时应加强腰背肌锻炼。外出长时间坐车或行走时，可佩戴腰围，加强腰部保护，防止复发。

④注意饮食调养，多食高蛋白、高维生素食品，如豆类、瘦肉、鱼虾类，少食动物脂肪及内脏，多食五谷杂粮及新鲜蔬菜、水果。

风湿性关节炎

风湿性关节炎是一种常见的急性或慢性结缔组织炎症，可反复发作，并累及心脏。临床以关节或肌肉游走性酸痛、重着、疼痛为特征，中医称为"痹病"。根据感邪不同及主要临床表现，有行痹、痛痹、着痹、热痹。行痹者，其痛游走不定，恶风寒；痛痹者，痛剧，遇寒则甚，得热则缓；着痹者，重着而痛，手足笨重，活动不灵，肌肤麻木不仁；热痹者，肢体关节灼痛，或痛处嫩红，肿胀剧烈，筋脉拘急。其病机主要是正气不足，风寒温邪气三者杂之，导致气血凝滞，经络痹阻所致。

①双手掌及指甲光亮，提示风湿性关节炎。生命线末端分大叉纹，肝分线延伸至中指下与感情线相交，提示患有关节炎、腿痛（图2-16）。

②小指下感情线上掌面有几条明显竖线，提示下肢易疲劳（图2-17）。

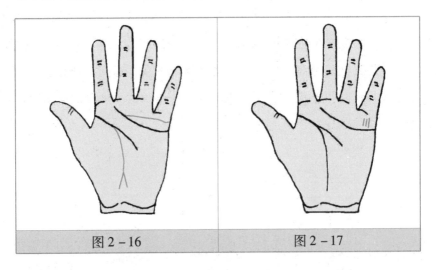

图2-16　　　　　　　　　图2-17

③指甲尖向掌面伏凹呈钩状，或甲板粗糙不平滑，表明有风湿病。

【有效穴位】尺泽、曲泽、太渊、大陵、曲池、阳溪、阳池。

【有效反射区】垂体、肾、肾上腺、甲状旁腺、上身淋巴结、下身淋巴结、颈椎、腰椎、胸椎、骶骨、肝、膀胱、腹腔神经丛。

【操作方法】①点按肘部的尺泽、曲泽、曲池各 30~50 次，力度以酸痛为宜，缓慢按摩。

②按揉太渊、大陵、阳溪、阳池各 30~50 次，力度稍重，以酸、胀、痛为宜。

③按揉或推按各反射区各 100~150 次，力度适中。

【有效穴位】外关。

【操作方法】施以艾炷灸法，每次灸 2~3 壮，每日 1 次。

【功效主治】祛风除湿，通经止痛。适用于风湿性关节痛等。

①避免凉风直吹。在夜间睡觉时，应避免户外凉风直吹，不要让电风扇直吹身体，也不要在冷气房内赤身睡觉。不在屋檐、走廊、过道等风袭较强处停留休息。

②热敷按摩。如发现身体有局部冰冷现象，应常加以按摩，或用棉花沾酒擦揉。对于关节疼痛可用热敷，局部涂桉叶油，服用阿司匹林或水杨酸钠，也可以试用可的松或去氢化可的松。

③宜游泳锻炼。游戏是治疗类风湿性关节炎的优良方法之一。游泳可使每块肌肉得到锻炼，肌肉、筋腱的舒缩可带动骨关节自如活动，动作协调，节律规整。游泳可加速机体末梢血液循环，促进营养物质代谢，可使病变的

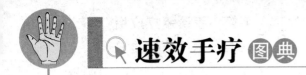

细胞恢复正常的活动功能。游泳时自然界的紫外线照射，同样可促进末梢血液的循环，可恢复各关节正常活动的功能。

④休息护理。活动期发热、关节明显肿胀时应卧床休息，以 2～3 周为宜，减少关节活动及负重。待急性症状或全身症状消退，关节腔积液消失，关节疼痛减轻，即可起床活动。

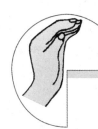

第三章

男科疾病的手诊手疗

阳　痿

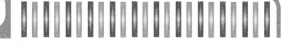

　　阳痿是指在性交时阴茎不能勃起或举而不坚，不能进行性交。正常情况下，性兴奋刺激从高级中枢神经传导到勃起中枢，勃起神经（盆内脏神经）传导到阴茎海绵体神经丛，引起海绵体充血、勃起。发生阳痿的原因是多方面的，多数是因为神经系统功能失常而引起，往往伴有头昏眼花、头痛脑胀、腰酸背痛、四肢无力、失眠、出冷汗等症状。另外，一些肿瘤、损伤、炎症等也可引起神经功能紊乱而导致性功能衰退。有的则可能由于内分泌系统疾病、生殖器本身发育不全或有损伤、疾病引起。

症状表现

　　①从生命线上靠拇指内侧生出弯曲的支线，支线两侧又生出小支线，或支线上有小岛纹，提示患有阳痿（图3-1）。

　　②手掌坤位呈塌陷凹坑，掌根外缘有凹坑，提示患有阳痿（图3-2）。

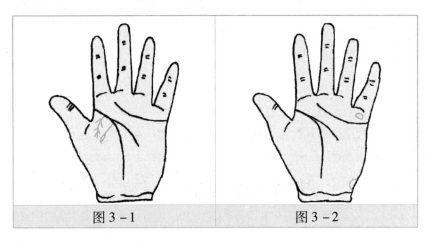

图 3 – 1　　　　　　　　图 3 – 2

③子女线细弱或有断裂，提示患有生殖功能障碍（图 3 – 3）。

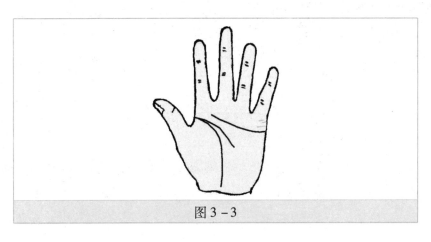

图 3 – 3

④小指甲出现皮囊黑变、皮带宽大变或甲根白斑变，提示患有阳痿。

【有效穴位】孔最、神门、阳池。

【有效反射区】生殖腺、肾、肝、肾上腺、垂体、输尿管、膀胱、腹股沟。

【操作方法】①点按神门、孔最、阳池各 50～100 次，力度以酸痛为佳。每天数次。

②按揉肾、肾上腺、肝、垂体反射区各 50～100 次，力度稍重，以胀痛为佳。

③按压生殖腺反射区 100 次。

④点按腹股沟、膀胱反射区各 50～100 次。

⑤推压输尿管反射区 50 次。

【药物组成】硫磺、炮干姜、小茴香、蜈蚣各 15 克。上药共研细末（磺姜香散），装瓶备用。

【操作方法】临用时，每取药末 25 克，用米醋适量调成糊膏状，贴敷于双手掌心劳宫和肚脐神阙处。外盖以纱布，胶布固定。每日换药 1 次，5 次为 1 个疗程。

【功效主治】适用于阳痿。

①要学习和了解科学的性知识，如有关的性解剖、性生理、性心理等，树立正确的性爱观、性道德观和人生观、婚姻观等。不要把正常状态视为病态，徒增思想负担，不吸毒、不嫖娼。积极参加体育锻炼，保持身体健康，心情舒畅，精神愉快，使社会、家庭关系和谐融洽，夫妻生活幸福美满。

②戒除不良习惯，如手淫、纵欲、酗酒等，不抽烟或少抽烟，不要过度劳累，注意劳逸结合，保证身体有足够的营养。

③积极治疗慢性疾病，如慢性前列腺炎、精索静脉曲张、糖尿病、肝硬化、甲状腺功能亢进或减退等。因为这些疾病均可导致阳痿的发生，只有治愈这些原发病，阳痿才能康复。

④患者可尽量通过按摩、气功、中药等途径进行调养，而不可盲目相信兴奋药物。

早 泄

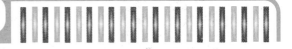

　　早泄是指当阴茎插入阴道后，在女性尚未达到性高潮而男性的性交时间短于两分钟就提早射精的症状，往往引起性交不和谐。现代医学认为，引起早泄的主要原因是大脑病理性兴奋或脊髓中枢兴奋性增强引起敏感度过高，从而导致早泄；另外，男性体内睾丸酮含量增高等内分泌系统的原因也可引起射精中枢兴奋性增强。早泄容易引起性生活质量不高、阳痿等不良后果。

　　①生命线上出现许多较小的岛纹，并同时在小鱼际部出现许多横纹（图3－4）。

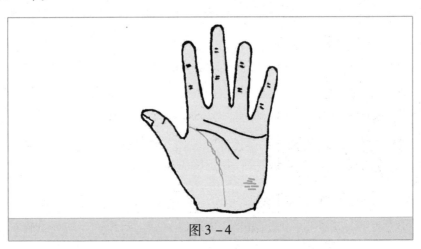

图3－4

②生命线延伸至月丘处，其末端两边又生出许多细支纹（图3－5）。

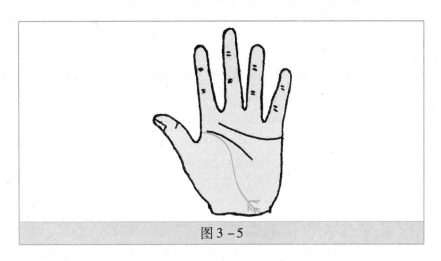

图3－5

③智慧线走入月星丘，说明神经衰弱，易患早泄（图3－6）。

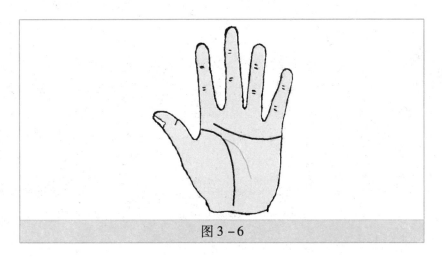

图3－6

【有效穴位】神门、劳宫、阳池、后溪。

【有效反射区】肾、肾上腺、心、大脑、垂体、生殖腺、输尿管、膀胱、甲状腺、前列腺、腹腔神经丛。

【操作方法】①按揉或点按神门、劳宫、后溪、阳池各50～100次，力度适中。

②按揉肾、肾上腺、垂体、生殖腺、心、大脑等反射区各100～150次。

③推按、揉搓腹腔神经丛、甲状腺、输尿管、膀胱、前列腺各50～100次，力度以产生胀痛为宜。

【有效穴位】命门、神门。

【操作方法】穴区皮肤常规消毒后，采用毫针对准所选穴位刺入，施以中等强度平补平泻刺激手法行针，得气后留针5～10分钟。每日针1次，7次为1个疗程。

【功效主治】适用于早泄。

①绝大多数早泄都是由于心理因素起的，心理素质如何可决定早泄是否会发生。因此，应当积极参加体育锻炼，以提高身心素质，增强意念控制能力。

②情绪对性生活的质量至关重要，因此应注意调整情绪，尽量消除因担心女方怀孕，或担心性器官过小、性能力不强等而产生的紧张、自卑和恐惧心理，在性生活时更要放松。

③不良习惯是早泄发生的一个诱因。因此，要养成良好的习惯，注意不要手淫，也不要发生婚前性行为，以免留下隐患。

④早泄并不是什么严重的疾病，如果男方患有早泄，女方切勿埋怨，以免加重男方的心理压力。

前列腺炎

前列腺炎是男性生殖系统较常见的炎症，致病菌多为葡萄球菌、大肠杆菌，常由尿道感染直接蔓延引起，亦可经血液、淋巴侵入前列腺，可分为急性和慢性。前者并发于急性尿道炎，病程较短，易被忽视，因此临床所见多为慢性，尿道口时有乳白色黏液分泌，可伴有会阴部不适、排尿刺痛等病症。急性前列腺炎表现为发热、全身不适、尿频、尿急、尿痛，有时排尿困难，终末血尿。部分慢性前列腺炎病人无症状，部分病人尿道有白色黏液，轻度尿频，会阴坠胀感，腰背酸痛，并向腹股沟、睾丸及大腿部放射，伴有性欲下降、遗精。

①男性生命线下端出现大岛纹，提示腰痛、前列腺增生（图 3-7）。

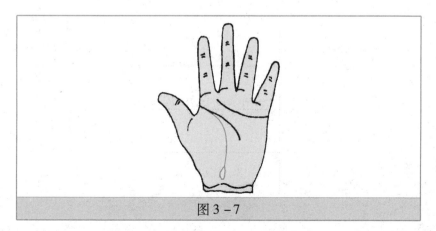

图 3-7

②性线延长到小指和无名指缝下，提示前列腺增生。性线末端有方形纹、岛纹，提示肾病、慢性前列腺炎、前列腺增生（图3－8）。

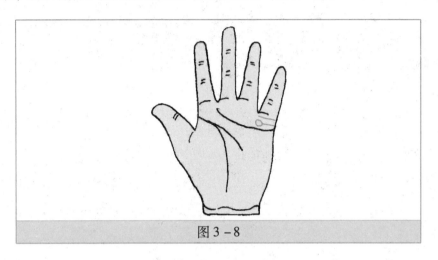

图3－8

③地丘有三角纹，提示患有前列腺炎（图3－9）。

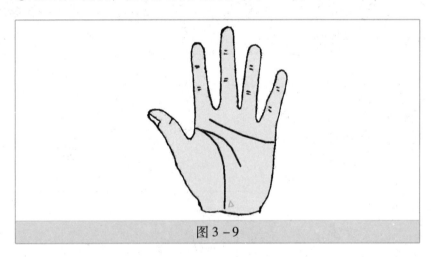

图3－9

④水星丘（坤位）处出现一两条或数条清晰的纵纹。提示患有前列腺炎（图3－10）。

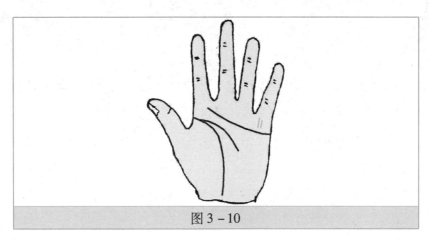

图 3 - 10

【有效穴位】劳宫、神门、阳池。

【有效反射区】生殖腺、肾、膀胱、前列腺。

【操作方法】①按揉劳宫、神门、阳池。每日按摩 1 次，每次 20～30 分钟，10 次为 1 个疗程。

②推手掌正中线；按揉生殖腺反射区、肾反射区、膀胱反射区、前列腺反射区。每次按摩 15～30 分钟，每日 1 次，10 次为 1 个疗程。

【有效穴位】肾点、小肠点、会阴点。

【操作方法】穴区皮肤常规消毒后，采用毫针对准所选穴位刺入，施以重刺激泻法行针，得气后留针 15～20 分钟。留针期间作间断行针。每日 1 次，10 次为 1 个疗程。

【功效主治】适用于急、慢性前列腺炎。

①保持精神愉快，避免情绪紧张、过度疲劳和纵欲，但也不可禁欲，适度的性生活可促进前列腺分泌物随精液排出，可减少或避免分泌物滞留。

②饮食清淡，忌食油腻、辛辣、香燥等食品，多食五谷杂粮、新鲜蔬菜、水果。忌烟酒、浓茶、咖啡、多饮水，每天饮 6 ~ 8 杯水。

③加强锻炼，经常提肛，绷紧会阴部肌肉，活动骨盆，对于改善会阴部位血液循环，促进炎症消退有好处。

④温水坐浴可使前列腺内血管扩张，改善前列腺血液循环，有助于减少发炎及炎症恢复，舒缓被刺激的前列腺。

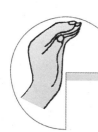

第四章

妇科疾病的手诊手疗

痛　经

痛经是指在行经前后或经期发生时下腹疼痛或腰骶部疼痛的症状，如若有原发子宫肌瘤、盆腔炎等，需先治疗原发性疾病。痛经多发生于精神紧张、抑郁、恐惧、情绪不稳定的人。

中医学认为，痛经主要因情志不遂、忧思悲怒、肝郁、气滞、瘀血阻滞引起。一般在行经前开始有痛感，逐渐加剧，历时数小时或两三天不等，疼痛多为下腹部绞痛、胀痛或坠痛。严重者还常伴有消化系统症状，如恶心呕吐、腹泻等。还可伴有头痛、冷汗、虚脱。

症状表现

①小鱼际小腹区有紫黑色斑点，固定不移，按之不易褪色，表示小腹部位有瘀血，行经时刺痛拒按，且色紫暗有块。

②女性生命线末端外侧有一个明显的小三角纹符号，提示患有痛经（图4-1）。

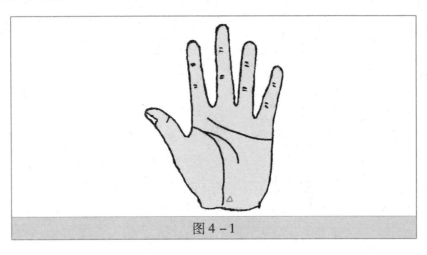

图 4－1

③智慧线伸向兑位，提示患有痛经（图 4－2a）。

④艮位有青筋显露，提示患有痛经。（图 4－2b）

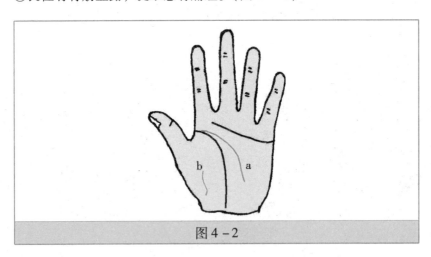

图 4－2

按摩疗法

【有效穴位】合谷、内关。

【有效反射区】垂体、生殖腺、甲状腺、肝、肾、肾上腺、腹腔神经丛、腹股沟、子宫、腰椎、骶骨、下身淋巴结、肺、输尿管、膀胱。

【操作方法】①掐按合谷穴、内关穴各 50 ~ 100 次，力度以酸痛为宜。

②点按垂体、肾上腺反射区 30 ~ 50 次，力度适中。

③重点推按肺、输尿管、甲状腺、子宫、腹股沟反射区 50 ~ 100 次。

④按揉子宫、生殖腺、膀胱、肾、腰椎、骶骨、下身淋巴结、肝反射区各 30 ~ 50 次。

⑤刮压腹腔神经丛反射区 30 ~ 50 次。

【有效穴位】合谷。

【操作方法】施以艾炷灸法，每次灸 3 ~ 7 壮，每日 1 次。

【功效主治】通经止痛。适用于痛经。

为免受痛经之苦，年轻女性平时应加强体育锻炼，增强体质，生活要有规律，注意劳逸结合，补充适当的营养，保证充足的睡眠，使体魄强健。

①在经期应防寒邪侵袭。在行经期间，除注意经期卫生外，还应避免剧烈运动和过度劳累。

②应尽力控制剧烈的情绪波动。保持心情愉快，尽量控制自己的情绪变化，有利于痛经的防治。

③防房劳过度。房事过频，或经期家务繁重、劳累过度，均可导致精血亏少，冲任二脉气血运行不畅，胞宫失养而导致痛经。

④痛经发作时，应卧床休息，绝对禁止性交；腹痛畏寒者，应做腹部热敷、注意下腹保暖。

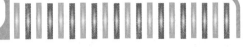

月经不调

　　月经不调是指月经的周期、经期、经量、经色、经质等方面发生异常，为妇科常见疾病。临床多以月经周期改变（如月经先期、月经后期、月经先后无定期）、月经过多、月经过少为主，结合经色、经质的变化辨证。引起月经不调的因素主要包括功能性和器质性两种。前者主要是由于内分泌功能失调所致；后者则是由器质性病变或药物所致，如生殖器官炎症、肿瘤、糖尿病、席汉病、血液疾患等。此外，某些激素类药物、内分泌制剂或宫内节育器也可能导致月经不调。月经不调期、量的变化，临床常两者并见，如月经先期，常伴经量过多；月经后期，常伴经量过少。但亦有先期而量少或后期而量多者。中医认为，月经不调多因过食辛辣寒凉食物、经期感受寒湿、郁怒忧思或多病久病等内外因素，引起经血不调、脏腑功能失调、冲任两脉损伤而成。治疗应以"调经"为关键，结合审证求因、辨证论治。

症状 表现

　　① 女性生命线尾部有"十"字纹或"米"字纹，有凹陷，腕横纹浅、断裂者，提示患有月经不调（图4-3）。

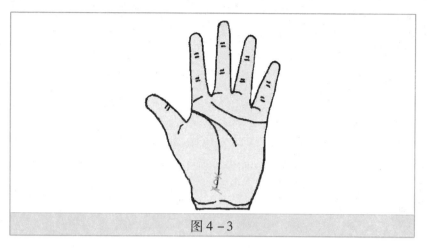

图 4-3

②出现青筋穿过腕横纹并伸向大鱼际处（图 4-4），或出现腕横纹变浅、断裂改变，提示患有月经不调。

③手掌生命线末端纹路杂乱，或性线被众多干扰线干扰成网状结构，均提示患有月经不调、妇科炎症（图 4-5）。

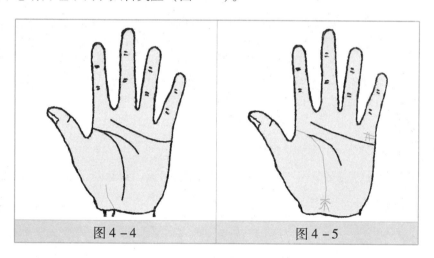

图 4-4　　　　　　　　　　图 4-5

④掌色青暗或鲜红，有黄、红、青斑点，提示患有月经不调。

【有效穴位】合谷、阳池、后溪、内关。

【有效反射区】肾、肾上腺、子宫、卵巢。

【操作方法】①按揉合谷、后溪、阳池、内关各 50 ~ 100 次。

②点按肾、肾上腺、子宫、卵巢反射区各 100 ~ 200 次。

【药物组成】二花当归散（川红花、月季花各 30 克，当归 60 克。上药共研细末，装瓶备用）。

【操作方法】临用时，每取药末 30 克，用茶叶水适量调成糊膏状，贴敷于双手掌心劳宫和肚脐神阙处。外盖以纱布，胶布固定。每月换药 1 次，于月经前 1 日开始，连敷 5 ~ 7 日，至月经干净为止。次月再敷，连续贴敷 3 个月经周期。

【功效主治】活血养血，调经通络。适用于月经不调。

①年轻女性应多学习一些有关的生理卫生知识，解除对月经产生的误解，消除或改善不良的心理变化。

②妇女由于特殊的生理现象，在生活与起居、劳作方面必须要合理安排，有一定的规律。不宜过食生冷食物，不宜久居寒湿之地，不宜过劳或过逸，尤其是月经期更需要避免寒冷、淋雨涉水、剧裂运动和过度精神刺激等。

③保持精神愉快，避免精神刺激和情绪波动，个别人在月经期有下腹发胀、腰酸、乳房胀痛、轻度腹泻、容易疲倦、嗜睡、情绪不稳定、易怒或忧

郁等现象，均属正常，不必过分紧张。

④注意卫生，预防感染。注意外生殖器的卫生清洁，月经期绝对不能性交。注意保暖，避免寒冷刺激，避免过劳。

⑤内裤要柔软，通风透气性能要良好、棉质，要勤洗勤换，换洗的内裤要放在阳光下晒干。

盆腔炎

盆腔炎是指女性盆腔内生殖器官的炎症，包括子宫肌炎、子宫内膜炎、输卵管炎、卵巢炎、盆腔结缔组织炎和盆腔腹膜炎。一般分为急、慢性两种。急性盆腔炎的症状可因炎症的轻重及范围大小而有所不同。常见的症状有高热、寒战、头痛、食欲缺乏和下腹部疼痛。有腹膜炎时可出现恶心、呕吐、腹胀、腹泻。炎症刺激泌尿道可出现排尿困难、尿频、尿痛，如刺激直肠可出现腹泻和排便困难。慢性盆腔炎全身症状不明显。有时可有低热、易感疲乏、周身不适、失眠等。

①生命线尾端子宫区域有一条干扰纹走向地丘，纹上有许多小的干扰纹，提示患有盆腔炎（图4-6）。

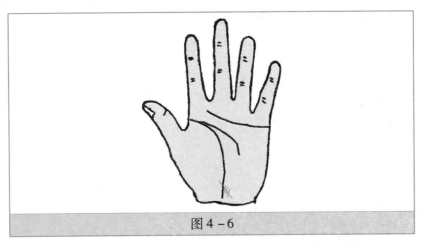

图 4 - 6

②右手掌部生命线尾端处出现较大的菱形岛纹（图 4 - 7）。

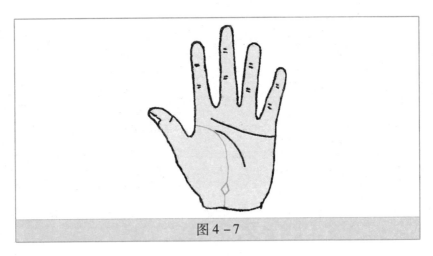

图 4 - 7

③地丘发青或暗黄，提示患有盆腔炎。

④十个手指指甲均可见出现灰白色样变，提示患有盆腔炎。

【有效穴位】合谷、液门、中泉、中魁。

【有效反射区】子宫、腹股沟、肾、肾上腺、输尿管、膀胱、肝、腹腔神经丛、生殖腺。

【操作方法】①在合谷、中泉掐按 50～100 次，每日 2 次，早、晚各 1 次。

②按揉子宫、生殖腺、腹股沟、膀胱、肾、肾上腺、肝各反射区30～50 次，力度适中。

③推压输尿管反射区 50～100 次。

④按压腹腔神经丛反射区 50～100 次。

【有效穴位】合谷、外关，经外奇穴腕骨穴。

【操作方法】穴区皮肤常规消毒后，采用毫针对准穴位刺入 0.5～1.0 寸，施以重刺激手法行针，得气后留针 30 分。留针期间，每隔 10 分钟行针 1 次。每日针 1 次，10 次为 1 个疗程。

【功效主治】适用于盆腔炎。

①杜绝各种感染途径，保持会阴部清洁、干燥，准备一个专用盆，每晚用清水洗外阴。

②月经期、人流术后及上、取环等妇科手术后阴道有流血，要禁止性生活，禁止游泳、盆浴、洗桑拿浴，要勤换卫生巾，以防止病菌易趁机而入，造成感染。

③不做或尽量避免药物流产或人工流产手术。做好避孕工作，尽量减少人工流产术的创伤。手术中要严格无菌操作以避免病菌侵入。

④坚持体育锻炼，增强身体素质，提高抗病能力。孕期应加强营养，防止贫血，及时治疗感染。

⑤患有性病和生殖系统炎症要及时治疗，一旦发病应及时就医，正规治疗，坚持服药，遵从医嘱，彻底治愈。

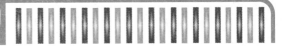

不孕症

　　妇女不孕症分为原发性不孕和继发性不孕两种。夫妻结婚后同居3年，没有避孕，男方没有性和生殖系统的疾病，而女方不能怀孕者，称之为原发性不孕症。如果曾经生过孩子，或者有过流产或子宫外孕，但从那以后同居3年仍未怀孕者，称之为继发性不孕症。

　　妇女不孕症的发病原因很多，如患者原先患有慢性疾病、内分泌系统疾病和功能紊乱、营养不良、情绪过分紧张等，或生殖器官发育不全，并患有炎症性疾病或肿瘤，应区别于由房事过于频繁导致精子发育不全，或房事过少导致失去受孕机会的情况。

　　中医认为，因病理变化而造成的不孕症，主要是由于肾气不足，肝郁气滞，引起冲任气血失调所致。肾虚则精血少，血海空虚，月经量少，子宫失于温煦，以至不能摄取精子而受孕。肝郁气滞，情志不舒，肝失条达，气血失调，冲任不能相资，以致形成不孕。

 症状 表现

　　①小指弯曲、瘦弱、不过三节，提示先天性肾功能不全或子宫发育不良（图4-8）。

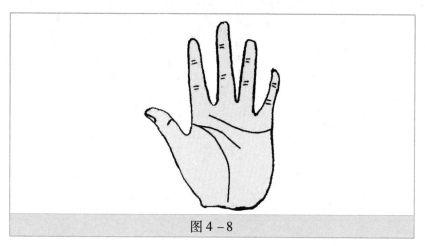

图 4 - 8

②肾反射区及生殖区反射区青筋浮现，坎位皮肤枯白且明显低陷，近掌根处有羽毛状的细纹，提示患有不孕症。

③女性生命线末端漂流到月丘处，并且末端变成笔锋样，提示易患不孕症（图 4 - 9）。如坤位呈凹陷状，提示易患宫寒不孕症。

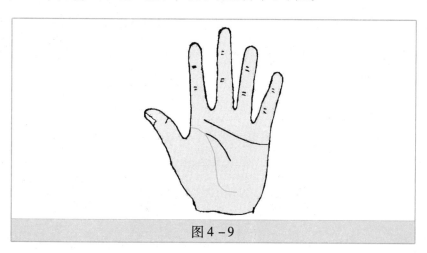

图 4 - 9

④生殖线细弱或没有，多与少精症、无卵症有关。

⑤手掌小说明具有遗传特征，子宫发育不良。

⑥女性小指甲根小，皮带紧缩，而甲前端宽大，提示患有不孕症（图 4 - 10）。

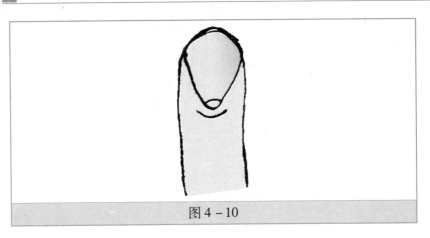

图 4 – 10

【有效穴位】劳宫、神门、合谷、太渊、阳池。

【有效反射区】肾、肾上腺、生殖腺、输尿管、膀胱、脾、腹腔神经丛、心、肺。

【操作方法】①点按合谷、神门、太渊、阳池各 50 ~ 100 次，力度适中，以产生酸痛感为宜。

②掐按劳宫 100 次，力度稍重。

③按揉肾、肾上腺、生殖腺、膀胱、心、脾、等反射区各 50 ~ 100 次，力度以产生胀痛感为宜。

④揉搓肺、腹腔神经丛、输尿管反射区各 50 ~ 100 次，力度要轻缓柔和。

【有效穴位】合谷、内关。

【操作方法】穴区皮肤常规消毒后，采用毫针对准穴位刺入 0.5 ~ 1.0 寸，施以中等强度刺激平补平泻法行针，得气后留针 30 分钟。留针期间，每隔 10

分钟行针 1 次。每日针 1 次，10 次为 1 个疗程。

【功效主治】适用于不孕症。

①应减少手术治疗，避免生殖系统各器官因此受到影响。应心情开朗，积极乐观，避免因情绪紧张而引起内分泌失调。

②在治疗的同时加强身体锻炼，提高身体素质。

③培养积极乐观的情绪，将生理与心理状态均调整到最佳。

④注重科学饮食，可适量多吃一些富含蛋白质、胆固醇和维生素 A、维生素 E、维生素 B_6 的食物，并可服用一些强肾养血的中药和食品。

更年期综合征

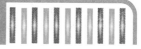

更年期综合征，由生理功能平衡失调和自主神经功能紊乱等因素引起，是一系列自主神经功能紊乱症候群。男女都可发生，男性好发于 51～64 岁，女性好发于 45～55 岁，通常女性发病较早，症状较重，一般都在绝经期前后发病。男性发病较晚，症状较轻。女性更年期综合征症状的轻重和持续时间长短因人而异，症状多表现为月经紊乱，生殖器宫、乳房逐渐萎缩，性功能减退，可出现阵发性潮热、心率加快、出汗、眩晕、心悸、失眠、心烦易怒等症状，血压可增高，由于代谢紊乱可出现肥胖、水肿、关节疼痛等。

①坎位凹陷，小鱼际部位松软，艮位发青，则提示患有更年期综合征。

②掌心处有大"丰"字纹提示并发焦虑、忧郁、抑郁（图4-11）。

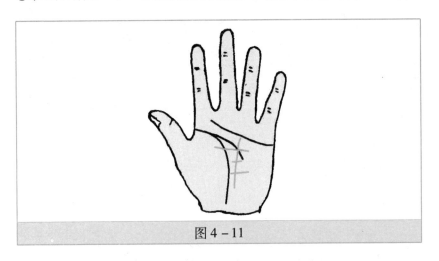

图4-11

③生命线下端外侧有三角形掌纹，或智慧线上有很多细小紊乱的横纵纹理形成一个大三角形纹，或智慧线尾端以岛形掌纹结束，提示更年期综合征（图4-12）。

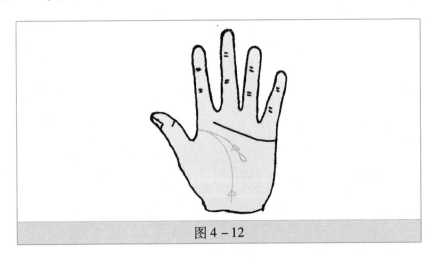

图4-12

【有效穴位】内关、合谷、中泉、中魁。

【有效反射区】垂体、心、肾、肾上腺、甲状腺、甲状旁腺、子宫、生殖腺、腹腔神经丛、膀胱、输尿管、脾、腹股沟、脊柱、颈椎、上身淋巴结、下身淋巴结。

【操作方法】①按揉内关、合谷、中泉、中魁各 30～50 次，力度适中，以产生胀痛感为宜。

②按揉或推按各反射区各 100～150 次，尤其是垂体、子宫、腹腔神经丛反射区，力度适中。

各个治疗区可反复交替使用，每天 2 次，早、晚各 1 次，1 个月为一个疗程。

【有效穴位】神门、内关。

【操作方法】穴区皮肤常规消毒后，采用毫针对准穴位刺入 0.5 寸，施以补虚泻实的手法行针，得气后留针 30 分钟。留针期间，每隔 10 分钟行针 1 次。每日或隔日 1 次，7 次为 1 个疗程。

【功效主治】更年期综合征。

①正确认识更年期实质，保持良好心态，培养广泛的兴趣，如养花种草、练习琴棋书画，跳舞等，根据自己情况适当选择。

②可根据自己的情况选择体育锻炼，如散步、骑车、做操或选气功的静功锻炼，也可打太极拳、舞太极剑。

③定期去医院体检。为预防更年期综合征及其并发症，这一年龄段的妇女应定期到医院做健康检查，包括妇科检查、防癌检查等，做到心中有数，发现病情及早治疗。

④给自己营造一份快乐的心情。虽然在更年期会有诸多不适，但依然可以让自己过得快乐。积极参加集体活动，多与同龄人交流沟通，使心情变得更开朗，良好的心情会让人忘记很多烦恼。

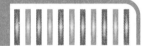

乳腺小叶增生

乳腺小叶增生是妇女常见病。患者一侧或双侧乳腺内可触及多个大小不一的结节（肿块），黄豆大乃至鸡蛋大不等，多散布或融合成不规则的团块，质韧、稍硬、有压痛，与皮肤及深部组织之间无粘连，可推动。患侧乳腺常感坠胀不适、疼痛，多与月经周期有关，有的患者月经来潮前症状加重，有的患者乳头有溢液或溢血。

乳腺小叶增生的发病原因可能与卵巢功能失调有关。黄体素与雌激素比例失衡，黄体素分泌减少，雌激素就相对增多，导致乳腺小叶增生。

症状表现

①双手掌或一手掌在无名指下方庭内（智慧线与感情线之间）有一个斜的叶状岛纹，相切于上、下两线，提示患有乳腺小叶增生（图4-13）。

②双手非健康线上有大岛纹或有"米"字纹，提示患有乳腺小叶增生（图4-14）。

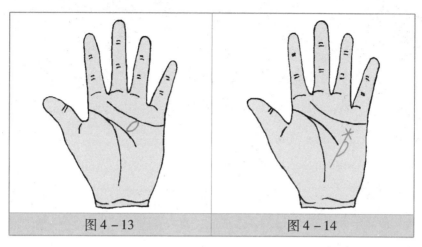

| 图 4 - 13 | 图 4 - 14 |

③生命线起源处有鞭形纹或发青，提示患有乳腺小叶增生。

【有效穴位】内关、合谷、少泽。

【有效反射区】胸、肝、肾、输尿管、膀胱、肺、脾、垂体、肾上腺、生殖腺、胸部淋巴腺等。

【操作方法】①按揉内关，掐按合谷、少泽。每次按摩 30 分钟，每日 1 次，1 个月为 1 个疗程。

②依次点按生殖腺、胸、肝、肾、膀胱反射区各 2 分钟，力度以胀痛为宜。

③向掌根方向推按输尿管反射区 2 分钟，推按速度以每分钟 30～50 次为宜。

④推按肺反射区 2 分钟，方法及时间同③。

⑤点按脾、垂体、肾上腺、胸部淋巴腺反射区各 1 分钟，要求同②。

⑥重复②③④，时间减半。

【药物组成】芒夏南慈膏［芒硝60克，生半夏、生南星、山慈姑、露蜂房各20克，紫金锭（中成药）、皂角刺、乳香、没药、川芎各15克。上药共研细末，用凡士林适量调成糊膏状，备用］。

【用法】临用时，每取药膏适量（约30克），贴敷于两侧手掌心，睡前贴上，晨起去除。1个月为1个疗程，连用3个疗程。

【功效主治】乳腺小叶增生。

①临床发现，情绪抑郁的妇女易患乳腺小叶增生，即中医所说的"肝气郁结"，导致气滞血瘀。因此，患者宜保持乐观开朗的情绪，积极配合治疗。

②饮食宜清淡，避免辛辣、香燥、油腻食品，多食新鲜蔬菜、水果，多饮水，保持大便通畅，减少毒素内侵。

③房事有规律。因为进行性生活时，乳房会发生周期性变化，无论性生活是过频还是过少都容易诱发乳腺小叶增生和乳腺癌的发生。所以，夫妻之间应进行有规律的性生活。

④要做好避孕。因为怀孕6周时，胚胎绒毛分泌的雌激素和孕激素会刺激乳腺增生。若做人流，增生的乳腺组织不易萎缩，更难恢复原状，就容易形成乳腺小叶增生。

⑤最好进行母乳喂养。母乳喂养能降低乳腺小叶增生和乳腺癌的发病率。

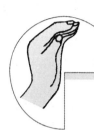

第五章

五官科疾病的手诊手疗法

近　视

近视是临床常见眼病，尤其以青少年居多，由先天性遗传和后天环境等因素引起。先天性遗传因素的近视治疗很难奏效，而后天近视只要治疗及时，治疗方法正确，病情一般会明显好转或减轻。此类近视多数为青少年时期学习和工作时，不注意用眼方法，如低头看书距离太近，光线过强、过暗，长时间地注视等原因，导致眼睛过度疲劳，眼内睫状体痉挛及充血，使晶状体变厚屈光不正，造成平行光线的聚光点落在眼视网膜之前。中医学称为"能近怯远症"，主要是由于先天禀赋不足，肝血虚、肾精亏，不能贯注于目而导致光华不能。近视症状表现常为远处的物体、字迹辨认困难，亦会出现眼胀、头痛、视力疲劳等。

①指下的感情线上见出现小岛纹，指根下、第二火星丘处，均见出现小

岛纹，提示视力有异常改变（图5-1）。

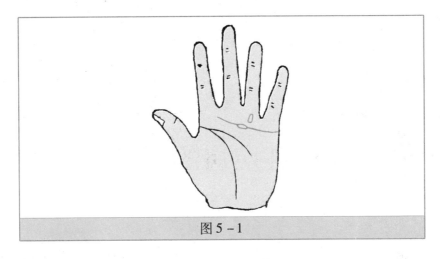

图5-1

②太阳线上有一个小岛纹，智慧线中央处有一个小岛纹，均提示患有近视（图5-2）。

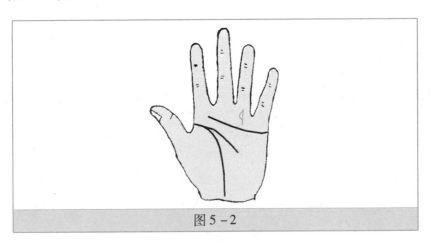

图5-2

③智慧线在无名指下见出现中断状改变，或中指与无名指之间处出现小岛纹，提示易患近视、屈光不正。

【有效穴位】合谷、神门、后溪、少泽、大骨空。

【有效反射区】眼、肝、大脑、额窦、肾、肾上腺、颈肩。

【操作方法】①点按合谷、神门、后溪各50～100次，力度以产生胀痛为宜，各个治疗区可反复交替使用。

②按揉眼、肝、额窦、肾上腺反射区各100～150次。

③点按或推按大脑、颈肩反射区各100～150次，力度适中。

【药物组成】地黄门冬二脑散（生地黄60克，天门冬、杭菊花各30克，枳壳45克，薄荷脑、樟脑各3克，冰片1.5克。先将前4味药共研细末，再与后3味药同研和匀，装瓶备用，勿失其气）。

【操作方法】临用时，取药末16克，用白蜜适量调和成糊膏状，贴敷于双手掌心劳宫穴和双侧太阳穴上，外以纱布覆盖，胶布固定。每日换药1次，10次为1个疗程。

【功效主治】具有凉血解毒，芳香通窍，理气明目的功效。适用于近视。

①创造良好的照明条件，亮度适中。

②养成良好的饮食习惯，保证充足的营养。

③摄入丰富的蛋白质和维生素。

④多吃含钙食物，如牛奶、豆制品、鱼虾等；并搭配食用动物的肝脏、蛋黄、绿色蔬菜等富含维生素D的食物，以增加钙的吸收与利用。

⑤补充含铬食物如糙米、玉米、小米、食用菌类等。

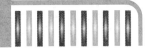

过敏性鼻炎

过敏性鼻炎又称变应性鼻炎，是鼻腔黏膜的变应性疾病，并可引起多种并发症。本病可发生于任何年龄，包括幼婴时期，大多数患者于20岁前出现，是一个常见病。常见症状为眼睛发红发痒及流泪；鼻痒，鼻涕多，多为清水涕，感染时为脓涕；鼻腔不通气，耳闷；打喷嚏；眼眶下黑眼圈；嗅觉下降或者消失；头昏，头痛。

 症状 表现

①有过敏线，说明过敏性体质（图5－3a）；感情线尾端分叉，说明呼吸系统功能低下（图5－3b）；鼻区域有肉结，说明有鼻息肉（图5－3c）。

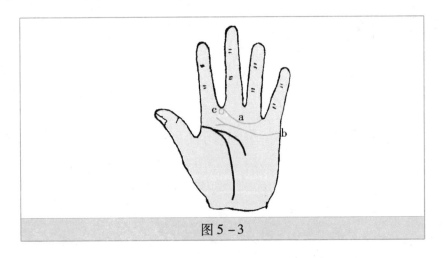

图5－3

②鼻反射区有斑点出现，呈暗青色，凸起但不明显，提示患有过敏性鼻炎。

③十指指甲呈淡白色，没有光泽，无名指上有紫色花纹，均提示患有过敏性鼻炎。

【有效穴位】合谷、中冲。

【有效反射区】肺、鼻、头颈淋巴结。

【操作方法】①点揉或掐揉合谷、中冲各 30～50 次。力度稍重，每天 1 次。

②推按肺反射区 10～20 次，点按或掐揉鼻反射区 10～20 次，点掐头颈淋巴结反射区 5～10 次。

【药物组成】二子术芪散［苍耳子、五味子、辛夷花、蝉蜕、防风、白术各 10 克，黄芪 30～50 克（肺气虚者则重用）。上药共研细末，备用］。

【操作方法】临用时，每取药末 30 克，用白酒或陈醋适量调和成糊膏状，贴敷于双手掌心劳宫和肚脐神阙上，外以纱布覆盖，胶布固定。每日换药 1 次，10 次为 1 个疗程。

【功效主治】益气固表，抗敏通窍。适用于肺虚不固型过敏性鼻炎。

①注意保暖，经常参加体育锻炼，以增强抵抗力。

②注意不要频繁进出冷热悬殊的环境。

③常做鼻部按摩，如长期用冷水洗脸更佳。

④知道致敏原者，尽量设法避免接触。

⑤季节性的过敏性鼻炎患者临近发作时间，应提前 1 周进服鼻窦康胶囊及使用鼻窦康雾化复合剂以预防。

⑥狂嚏之前，急按摩迎香，按摩到该处发热为度。

⑦保持室内卫生，勤晒被褥，减少室内尘埃，居室要朝阳和干燥。

慢性鼻炎

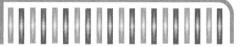

慢性鼻炎是一种常见的鼻腔黏膜和黏膜下层的慢性炎症性病症，它通常包括慢性单纯性鼻炎和慢性肥厚性鼻炎两种，后者常由前者发展、转化而来，但也有经久不发生转化，或开始即呈肥厚性改变的。在病因方面，二者基本相同，故一并叙述。

慢性鼻炎常由局部因素职业及环境因素、全身因素所致。局部因素有：急性鼻炎治疗不彻底，转变为慢性鼻炎；邻近器官的病变刺激和影响，如鼻窦炎、扁桃体炎、鼻中隔偏曲等；鼻腔用药不当或过久，或长期滴用血管收缩剂，特别是滴鼻净，可引起药物性鼻炎。职业及环境因素如长期吸入污染的空气，鼻黏膜受到物理和化学因子的刺激和损害，生产和生活环境中温度和湿度的急剧变化等，可引起慢性鼻炎的发生。全身因素有：某些全身慢性病症，如心、肝、肾脏病症及糖尿病、风湿病、结核等；或某些急性传染病、维生素缺乏症、营养不良等及内分泌功能失调等。

鼻炎属中医学"鼻窒"等病症范畴。

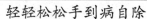

①双手掌食指、中指二指缝掌面处均有方形纹，提示患有慢性鼻炎（图5-4）。

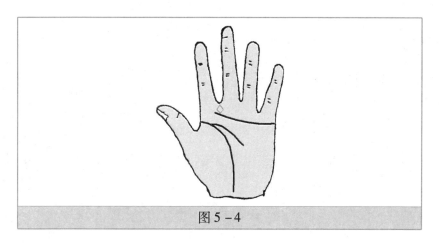

图5-4

②智慧线过于短浅，提示易患鼻炎（图5-5）。

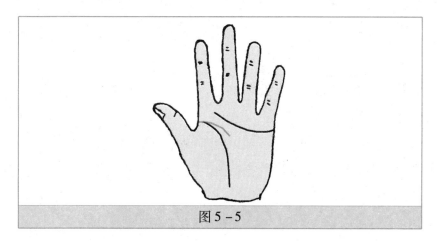

图5-5

【有效穴位】少商、二间、合谷。

【有效反射区】鼻、咽、肺、头颈部淋巴、胃、肠、大脑。

【操作方法】①按揉或点按少商、二间、合谷 50～300 次。每天或隔一天按摩 1 次，10 为一个疗程。

②点揉鼻、咽、肺、头颈部淋巴反射区各 30～50 次。掐按胃、肠、大脑反射区各 30～50 次。每天按摩 1 次。10 次为一个疗程。

【有效穴位】合谷、二间、少商。

【操作方法】穴区皮肤常规消毒后，采用毫针对准所选穴位刺入，施以中等强度刺激泻法行针，得气后留针 20～30 分钟。留针期间间断行针。每日针 1 次，10 次为 1 个疗程。

【功效主治】适用于鼻炎。

①避免过度疲劳、睡眠不足、受凉、饮酒、吸烟等，这些因素会导致人体抵抗力下降，从而诱发鼻炎。

②积极参加体育锻炼，增强体质。

③可适当采取中草药预防。

④在流感季节，要戴口罩、减少外出，避免感染。

⑤加强体育锻炼，增强抵抗疾病的能力。

⑥保持鼻腔的清洁卫生。

⑦出现复发要尽快服药，可以在睡前用苍耳药水熏蒸鼻子。

慢性咽炎

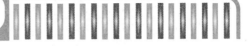

慢性咽炎为咽部黏膜、黏膜下组织及淋巴组织的弥漫性炎症性病症，常为上呼吸道慢性炎症的一部分。一般病程较长，症状顽固，不易治愈。

慢性咽炎的病因多因急性咽炎反复发作而转化为慢性，或因邻近炎性病灶的长期影响，嗜好烟酒，环境中粉尘、有害气体的刺激等而诱发。全身多种慢性病变亦可继发本病。病理上依据黏膜层、黏膜下组织及淋巴组织的病理形态改变分慢性单纯性咽炎和慢性肥厚性咽炎两类。

慢性咽炎属中医学"慢喉痹"、"阴虚喉痹"、"阳虚喉痹"、"帘珠喉痹"、"虚火喉痹"等病症范畴，认为本病的发生是因脏腑阴阳气血失调，咽喉失养，气血痰浊瘀滞所致。

症状表现

①食指、中指二指根下掌面处有杂乱的"丰"、"丫"字纹，同时该部位见白色斑块者，提示患有慢性咽炎（图5-6）。

②咽反射区有黄色斑点凸起，提示患有慢性咽炎。

③感情线延伸至食、中指两指缝间，其末端并呈羽毛状改变，提示易得咽炎（图5-7）。

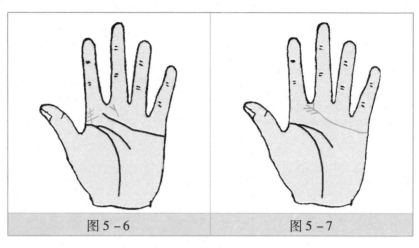

图 5 – 6　　　　　　　　　图 5 – 7

【有效穴位】鱼际、少商、液门、合谷、少泽、太渊。

【有效反射区】肺、气管、胃、鼻、扁桃体、胸腺淋巴结。

【操作方法】①点按或拿捏鱼际、少商、液门、合谷、少泽、太渊 6 个穴位 50 ~ 100 次，重点在少商、少泽。

②按压肺、气管、胃、鼻、扁桃体反射区各 50 ~ 100 次。按压胸腺淋巴结反射区 30 ~ 50 次。

各治疗区可反复交替进行，每日 2 次，早、晚各 1 次，1 个月为一疗程。

【有效穴位】后溪（两侧均取）。

【操作方法】施以艾炷灸法，每侧各灸 3 ~ 7 壮，每日 1 次。

【功效主治】清热利咽，止痛消肿。适用于慢性咽炎。

①多吃富有营养及清润作用的食物，如萝卜、菜花等。少吃煎炒和刺激性食物，不要饮烈性酒，不吸烟。

②锻炼身体，增强体质，预防急性上呼吸道感染。

③生活起居有常，劳逸结合。要注意休息，避免过度疲劳。

④保持居室内空气湿润清洁，不在室内吸烟，不把有刺激气味的物品放在室内。生炉取暖的家庭，可在炉子上放置一盆水，以改善干燥环境。

⑤及时治疗鼻、口腔、下呼吸道及牙齿疾病以及各种慢性疾病，保持每天大便通畅，清晨用淡盐水漱口或少量饮用，但是高血压、肾病患者不要饮用盐开水。

中耳炎

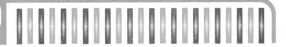

中耳炎是指中耳黏膜以及骨膜的各种急慢性炎症性疾病。本病常因各种致病敏感细菌或病毒经各种途径侵入中耳所致。常因患上呼吸道感染等疾病时引发，也有因游泳、洗澡时脏水入耳而引起，儿童最常见。中耳炎俗称"烂耳朵"，在农村较常见。有些人认为中耳炎是小毛病，但其实有些中耳疾病，如慢性胆脂瘤性中耳炎，不仅可损害听觉，造成耳聋，而且因耳的解剖部位与头颅中窝的脑膜接近，长期不治，将导致颅内并发症而危及生命。中耳炎症状主要表现为耳部闭塞、听力减退、耳鸣、耳聋、头沉重；耳中时有积液流出；伴有烦热、干渴、尿赤、便秘等。中医认为中耳炎是由肾阴不足、虚火上炎或肝胆火旺所致。

①小指下感情线上有一长小岛纹，提示有慢性中耳炎或中耳炎史（图5-8）。

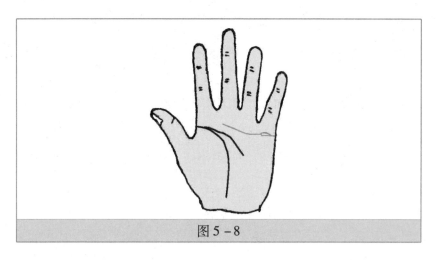

图5-8

②感情线过于短浅，提示易患中耳炎。

【有效穴位】关冲、合谷。

【有效反射区】耳、肾上腺、头颈淋巴结、甲状腺、大脑、肾、垂体。

【操作方法】①捏捻耳反射区；掐揉关冲、合谷各50~100次。每日按摩1次，10次为1个疗程。

②按揉耳、肾上腺、头颈淋巴结反射区各100~150次；按压甲状腺、大脑、肾、垂体反射区各100~150次，力度适中。

【有效穴位】液门、后溪。

【操作方法】施以艾炷灸法，每穴各灸 3~7 壮，每日 1 次。

【功效主治】清热解毒，化脓消肿。适用于中耳炎（耳中流脓发肿）。

①注意预防和积极治疗上呼吸道感染，以防病菌自耳咽管进入鼓室。

②婴儿哺乳体位不宜平躺，而应使其上身体位较高，以免呛奶时将食物呛入耳咽管。

③鼓膜穿孔的患者严禁游泳，避免污水入耳。

④洗头、洗澡时宜将耳孔塞住，避免有水进入。如有水入耳时，要尽快拭干，保持外耳道清洁。

⑤感冒及有鼻部疾病者不宜用力擤鼻涕，以免将病菌压入耳咽管。